U0070042

Orange Health 03

減醣奇蹟：
真人實證1天吃20克醣，4週瘦12公斤

作者：趙敍允

出版發行
橙實文化有限公司 CHENG SHIH Publishing Co., Ltd
粉絲團 https://www.facebook.com/OrangeStylish/

作　　者　趙敍允
譯　　者　胡椒筒
總 編 輯　于筱芬　CAROL YU, Editor-in-Chief
副總編輯　吳瓊寧　JOY WU, Deputy Editor-in-Chief
行銷主任　陳佳惠　IRIS CHEN, Marketing Manager
美術編輯　亞樂設計

製版／印刷／裝訂　皇甫彩藝印刷股份有限公司
贊助廠商
Vita Codes
Health · Home · Happiness

No Sugar Project 1 Day 20g

Published by arrangement with Aurum, an imprint of Munhakdongne Publishing Group
through LEE's Literary Agency

編輯中心
桃園市大園區領航北路四段382-5號2樓
2F., No.382-5, Sec. 4, Linghang N. Rd., Dayuan Dist., Taoyuan City 337, Taiwan (R.O.C.)
TEL/（886）3-3811618　FAX/（886）3-3811618
MAIL: orangestylish@gmail.com
粉絲團https://www.facebook.com/OrangeStylish/

全球總經銷
聯合發行股份有限公司
ADD／新北市新店區寶橋路235巷弄6弄6號2樓
TEL／（886）2-2917-8022　FAX／（886）2-2915-8614
初版日期 2017年10月

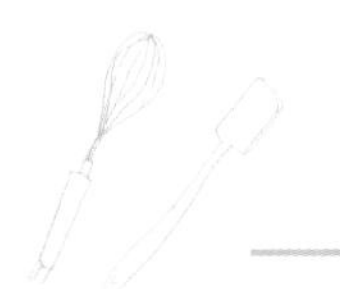

減醣奇蹟

SUGAR REDUCTION

真人實證1天吃20克醣，
4週瘦12公斤，皮膚過敏、發炎全消失！

趙敍允——著　胡椒筒——譯

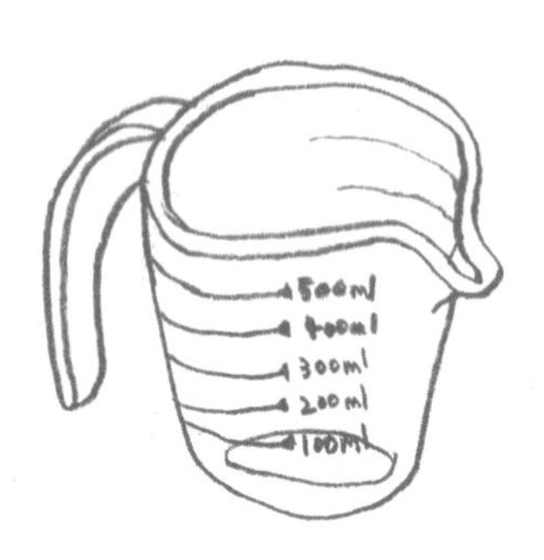

SUGAR REDUCTION

控製糖分計劃，改變飲食創造嶄新的自己！

I am what I eat, so I am a pizza!

我吃什麼東西就會長成什麼樣子，所以我是披薩！

這是不久前，我在網路上看到十分有趣的句子。自從我在電視台工作擔任綜藝節目製作人 20 個年頭以來，見識到了各式各樣、推陳出新的減肥熱潮，也見證到減肥帶來的各種強迫自己的行為。特別是對於明星來說，減肥似乎成了伴隨他們一生的枷鎖。因為有時需要展露身材，所以對他們來講抽脂手術已經不算是整形手術中的大項目了。甚至還聽說過有一位很有名的女歌手，為了擁有「螞蟻腰」不惜截斷肋骨！

減肥可不僅僅是明星的事情。當你閉上眼睛回想一下今天和朋友聊天時，應該至少會有一次講到或聽到「變胖」、「減肥」這兩個詞吧！尤其最近幾年，和美食有關的節目大幅增加，因此減肥節目也隨之變多了。身為綜藝節目製作人的我，在策劃節目單元時，也總會把這兩個主題作為候補選項，因為誰都無法輕易忽視，受到觀眾關心且會有基本收視率的「美食」和「減肥」。

甚至有些歐美模特兒們為了讓自己看起來更瘦，她們靠吃浸濕的面紙忍受饑餓。這些 XS Size 的模特兒們引領了時尚主流，能擁有如此身材的模特兒和明星，也成了西方人羨慕的對象。

不久前我在網路上看到引起強烈反映的某麥片公司的廣告。「Stop Fat Talk(請不要再討論肥胖了)」作為標題，並運用「fake documentary」(假紀錄片) 技巧拍廣告。隨機挑選出幾位貶低自己身材的肥胖女生，把她們帶到一家商店請她們挑選衣服，在不知情的狀況下她們開心的為自己挑選喜愛的衣服，但在她們挑選的衣服標籤上寫有「我是水桶身材」、「你真像頭豬」等貶低的話。這些話不是別人講的，而是從她們自己口中說出來的，看到標籤的女生都哭了出來，「我怎麼會對自己的身體說出這麼惡毒的話」她們紛紛感到驚訝和自愧。最後在採訪這些女生時，她們表示會接受自己現在的樣子不再談論肥胖了，還決心以後選擇營養價值高的食物，好好生活。

看完這則內容明確又積極正面的廣告後，我不知道是該哭還是該笑。因為拍廣告的公司是銷售麥片，但受減肥熱潮的影響，麥片銷量下降，所以要透過廣告再來誘惑消費者，這才是廣告商的用意吧！貶低自己身材肥胖的心態固然不好，但選擇對身體不好的食物來吃，卻要相信那是愛自己的方式，這不是更糟糕嗎？現在的情況是，如果現代人沒有用正確的減肥方法，便無法正常的維持飲食和生活方式了。越來越多的加工食品業主們所用的經商技巧，提供長期累積的錯誤訊息，有害健康的生活習慣，這些都是日常生活裡，對我們的健康造成威脅。因此擁有一本正確又有效果的減肥聖經，無疑是減少身體疾病，也是最健康安全、經濟實惠的選擇。

大學主修英文，從事電視行業20餘年的我，對飲食療法和健康大放厥詞，可能會有人覺得不以為然。但我想鼓起勇氣，把我的調查和親身體驗的「No Sugar Project 2090」控制糖分飲食療法介紹給大家。當我2011年，開始控制糖分飲食療法後，周圍的朋友看到日益改變的我，都非常好奇及充滿疑問，但要我一一回答，真的非常困難，所以只好開玩笑地說：「寫本書給你們看！」沒想到竟然成真了。

當我大學畢業後就業，20多年的青春都獻給了電視台，在這裡我遇到了很多人，也經歷很多事，獲得許多的歡樂和經驗。忙碌的生活，我必須靠意志力來完成高強度的工作，在人際關係裡備受壓力，自以為健康的身體也被拖垮了，錄影的時候還因為交通意外送去急救過。那時雖然會茫然地覺得「工作雖然重要，但健康才是最重要的。」儘管如此，我還是找不到可以作為參考的減肥目標或榜樣。就這樣，馬馬虎虎地過了20年，當我陷入「身體真的是老了，我也無能為力了」的絕望時，2011年6月27日，我生平第一次踏出了計劃性控制糖分飲食療法的第一步，從此展開我的新人生！

英文字典中「Diet」的意思大致定義為①食譜、②飲食療法。「飲食療法」如果解釋成透過對食物的攝取加以調整，使身體更健康和營養更均衡，達到維持理想體重的話，那麼也是可以認為「Diet= 減肥」。但是如果一直這樣單純的解釋，比起站在營養學的觀點來減肥，更像是為了結婚或度假等場合的需要，為了顯露完美身材而節食、絕食、偏食等，以這樣不正常的方法來達到減肥目的，更嚴重的會依賴藥物、手術等更加危險的方式，這種事情在我周圍見太多了。

「Diet」是從希臘語「Diaita」發展而來，意思是「生活方式」。2011年6月，開始正確的飲食療法後，我不僅身體變健康了，精神上也得到了很大的幫助。這期間，我將悟出的訣竅和經驗作為基礎整理出「控制糖分計劃 2090」飲食療法，成為我現在的生活方式主軸。**為什麼叫做「控制糖分計劃 2090」呢？這個飲食療法的意思是「無糖 no-sugar」，也就是說以去除糖分為基礎，如果把每天糖分的攝取量限定在20克，那麼就可以活到90歲。**

我要先聲明的是，因為我沒有主修過醫學和營養學，所以無法從醫學的角度一一證明透過「控制糖分計劃 2090」可以讓伴隨著高血脂症、慢性疲勞、失眠和脂肪的贅肉、躁鬱症以及便祕等疾病消失的原因。這些醫學上的證明還是留給醫學專家們吧！再者，這個飲食療法對我來講，是不容置疑的奇蹟方法，但並不代表對所有人都有的100%效果。

這套「控制糖分計劃 2090」飲食療法，結合生活方式的研究，並綜合了法國、美國、日本等著名醫學營養學專家們的著作和文獻進而得出的成果。透過親身體驗和反覆測試，仔細研究比較的結果，可大幅降低副作用。

我實踐「控制糖分計劃 2090」以後，熟睡時間拉長，整體睡眠時間縮短但品質好。我可以每天早晨6點準時收看日本NHK的新聞，近幾年間，日本新聞最頻繁出現的3大熱門話題，是伴隨超高齡化的社會福利問題、地震和領土紛爭問題。日本給我們的印象一直以來都是健康和長壽，但實際上糖尿病和失智症等成人疾病激增，和治療費用的短缺也讓老齡人口處在極度的痛苦當中。年輕世代目睹這種現象，使得小夫妻選擇不生育，但想到自己老了躺在病床上連照顧的人都沒有的孤苦伶仃狀況，真是讓人感到更加鬱悶了。

伴隨「Homo Hundred」(百智人)新詞彙的誕生，壽命延長在加速。但如果不改善關於健康及營養的生活方式的話，將會迎來非常艱辛的老年，這是肯定的。

有少數勇敢的朋友選擇嘗試我的飲食療法，這不需要什麼開銷，只需用身體去感受。如果想果斷地擺脫「變胖了再來減肥」的惡性循環，那麼最重要的是讓減肥成為一輩子的生活方式。不要盲目追隨流行瘦身方法，而是要找到適合自己最理想的飲食療法，選擇符合個人生活方式的飲食療法，並持之以恆。為此最重要的，也是最需要的，是要有像古代斯巴達人一樣的毅力和實踐力。如果人生大部分的時間已經浪費在了懶惰和浪費上了，那麼從現在開始就借助斯巴達式的拼勁去生活吧！古希臘的哲學家赫拉克利特不是說過「性格決定命運」嗎？

從現在開始就以趙製作人的斯巴達式減肥法「控制糖分計劃 2090」創造出一個嶄新的自己吧！

作者 **趙敍允**

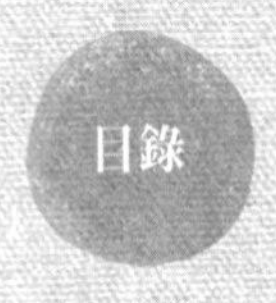

CHAPTER3

CHAPTER4

CHAPTER5

第 3 階段 –「無糖 2090」食譜 194

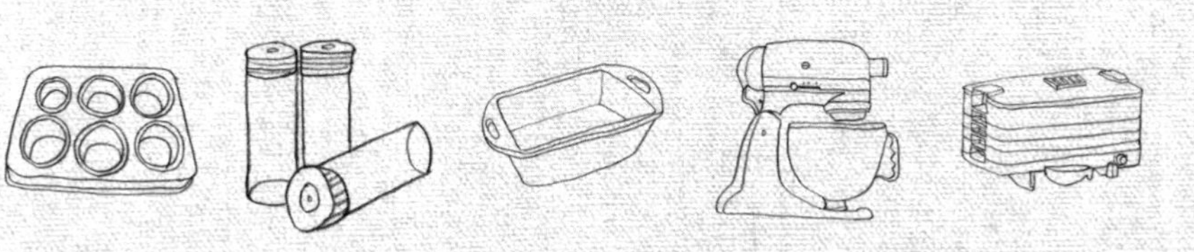
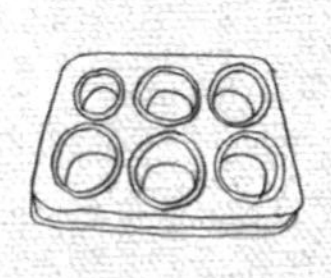
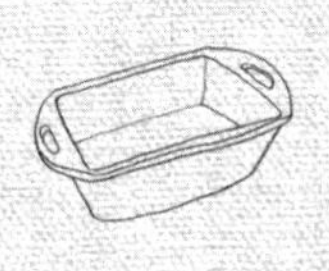
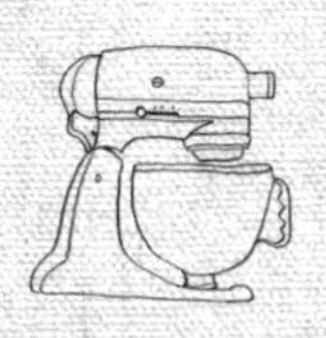
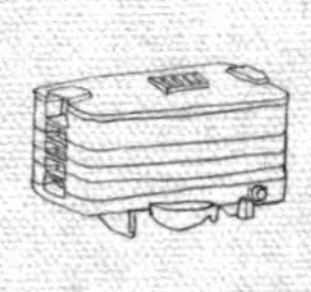
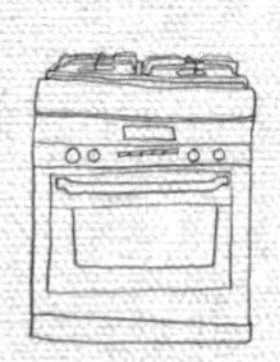

神農氏嘗百草的減肥經驗，

讓我體悟到控制糖分的意義和效果。

「Diet」的原意是「生活方式」，如果不改變原有的錯誤生活方式，那麼在減肥上便很難得到顯著的成效。「控制糖分計劃2090」可以說是從改變生活方式觀念開始，進而改變一切。

當我們對食物瞭解的程度，決定了我們在品嚐食物時，心理上獲得的滿足感高低，也左右了營養效果和吸收率大小。在本章裡，要想瞭解真正有效的減肥方法，就必須要把「轉變生活方式的概念」放在首位。現在，我舉一個親身經驗來加以解說。

為什麼一定要吃「飯」呢？

• • • • •

「我們從出生的那一瞬間起就開始走向死亡。」

這是在 2007 年，我的導師也是我的朋友米爾頓老爺爺告訴我的一句話。所有生命體一旦出生，從那一瞬間起就開始走向老化，並朝死亡慢慢邁進，而且不論是誰都無法改變這個事實。但是，在這個過程中盡可能減少折磨我們身心的「病痛」，以一種平和安詳地方式迎接我們生命的最後一刻，不正是我們大家都期望的快樂結局和幸福人生嗎？

這個取名為「控制糖分計劃 2090」的減肥計劃，源起於我在紐約跟老爺爺一起生活兩年間的談話內容，老爺爺是帶給我最多靈感的人了。每次回想起，我都覺得如果沒有跟他相遇的話，這個計劃或現在我的幸福生活都是不可能發生的。因此我們人生中遇到的所有緣分真的很神奇也很重要。

2007 年 8 月，正是我在紐約開始 PD[1] 特派員生活一個月左右的時候。當我知道志工們教外國人英語的國際中心在 23 街後，就挑了個沒有拍攝的週末前去拜訪。結婚還不到兩年的我，因為丈夫的諒解才能夠在紐約過著「一個人的生活」。因此，我決定要盡可能地把自由的時間過得充實。

在寬敞的空間內，聚集了韓國、日本、中國、德國、以色列、巴西、

1　PD「Program Director」是電視節目製作人的意思。

西班牙等來自世界各國的各種年齡層的人。我在這個中心報完名之後，就一個人在自助餐廳喝著飲料。突然聽到一個聲音說:「我可以坐在這裡嗎？」我抬頭一看，是一位看起來已經相當高齡的白人老爺爺。我們互相自我介紹之後，老爺爺問我說要不要一起吃午餐。原本在這個中心每個星期六定期有個名為「飯 Bob」的活動，中年志工們會跟想見的會員們一起去附近的餐廳用餐。老爺爺不喜歡那裡的菜單，因此問我是否想去別的地方吃。我原本就不太喜歡跟一大群人一起行動，所以對於老爺爺的提議馬上欣然地接受了。於是，我們一同前往老爺爺推薦的位於 East Village 的印度餐廳。

East Village 有高級精品店和百貨，還有來自世界各地的觀光客，以及極為華麗的第五大道或 upper west。曾經有段時間，我待過美國東村 East Village，那裡沒有奢侈品牌，沒有高樓大廈和世界各地的觀光客，與絢麗多彩的第五大道或上西區 Upper West 及中城 mid-town 截然不同的是，這一區域保有了很多只屬於自己的味道，聚集了很多像是滑板客、濃眼影的「EMO 族」[2] 以及文藝青年等，有著強烈個性的年輕人，形成了獨特的氣氛，所以這裡也聚集了大量異國商店和餐廳。

我們一起到餐廳吃飯，他選擇位於幽靜街邊的一家叫做泰姬瑪哈 Taji Mahal 的印度餐廳，他是這家店的常客。服務生都是講著極重口音的印度移民者，店裡提供著約 5 美金 (新台幣 150 元) 的套餐料理，包括了扁豆湯 lentil soup、印度菜餃 samosa、印度烤餅 naan、搭配米飯的主菜咖哩、香椰布丁和拉西 lassi（用優格做的飲料）。牆上掛著令這家店引以為傲的歌手邦喬飛 Bon Jovi 的照片。

2 EMO最初是指一種音樂： emotional punk music。今天發展成「族」已經和音樂沒多大關係了。EMO族性格傾向於內向、感情敏感脆弱、多愁善感甚至悲觀厭世。在穿著上他們主要選擇黑色，將頭髮染成漆黑。

因為我只吃過需要加熱幾分鐘的速食咖哩，當晚還是生平第一次吃到傳統的印度料理。看到我把食物都吃光後，老爺爺提議說：「每個星期六一起吃飯吧！」我立刻答應了他。他有著筆挺的脊椎、健康的牙齒、未退化的五感[3]，以及比任何人都清醒的腦袋，當時他已經高齡 87 歲了，卻是典型的紐約老年單身族。他 50 歲結婚、57 歲離婚，自己負責自己的飲食、健康和經濟收入，他擁有非常獨立且極具個性的生活方式。老爺爺的父母是波蘭籍猶太人，兄弟姐妹生活在布魯克林和曼哈頓。而他是一輩子都生活在這裡的 100% 紐約客米爾頓老爺爺，我和他聊過很多次以後，發現他不僅知識淵博而且情感還很細膩。

老爺爺原本從事房地產行業，1960 年以後轉行做起了個人股票投資，直到現在他仍每天 7 點起床收聽 NPR（美國公營廣播）的新聞來瞭解世界正在發生的事情，然後開始準備早餐。週一到週五，每天股市開盤後透過網路進行股票交易，交易結束後再到外面去吃午飯。經過十幾年時間體驗大大小小不同的本地餐廳，他大多會選擇土耳其、印度、泰國和中國的料理。吃完飯再到當地人喜愛的農夫市集買些有機肉類、起司、水果和穀物麵包等食材回家準備晚餐，最後他會看書、新聞或電影來結束一天的生活。

在紐約和老爺爺一起度過的時間，大部分都是去只有在紐約土生土長的人才知道的老地方，以及探訪老爺爺推薦的當地餐廳。年過半百的老爺爺親自帶著我搭公車和地鐵到曼哈頓，還有他出生的布魯克林以及布朗克斯、紐華克和長島等地方；還帶我去觀光客很難知道的布魯克林有名餐廳 Junior's 和波蘭餐廳 Teresa's，並詳細地為我講解了餐廳歷史和食物的故事。

3　五感是指視覺、聽覺、嗅覺、味覺和觸覺五種感官上的感覺。

每個星期六和老爺爺一起度過的時間，讓我了解到一件事情，那就是老爺爺幾乎不吃速食食品，而是均衡地選擇吃些魚類、肉類、蔬菜、水果及全穀食物，並且不暴飲暴食。極少數的幾次我誘惑他品嚐市面上賣的甜點時，他總是猶豫再三後，品嚐一小口說：「好吧，妳一定要我吃，那我就吃一口好了，今天可是犯規了呢！」

老爺爺不僅嚴格的調整飲食，還非常重視營養和健康，並從書中和新聞裡學習相關的知識。注重實用性的猶太人絕不會把錢花在不必要的開銷上，反而在購買營養補品和醫療保險這樣的經濟及生理上的投資時，是絕對不會猶豫的。更何況這是在醫療支出費用也許會導致個人破產的美國，美國的醫療保險和診療費用比亞洲貴上好幾倍！

以老爺爺的情況來看，為了能夠接受某種程度的診療，每個月要支付超過 100 萬韓幣 (約新台幣 3.3 萬元) 的醫療保險費用。儘管如此，還是有絕大部分是醫療保險無法保障的，所以只能靠自身管理盡可能的不讓自己生病。沒有子女的超高齡米爾頓老爺爺，平日裡非常注重飲食的原因，就是不想生病。

上了年紀的老爺爺，總是會重複地講同一件事情，直到現在，我還記得其中的一件是關於他小時候吃過的食物的故事。

「小時候，吃完晚飯媽媽都會做一大份的蘋果派給我們吃，看著我們把蘋果派吃光，她會感到十分幸福。所以媽媽和弟弟都得了肥胖症，最後因糖尿病去世了。我從前也很胖，但是侄女從圖書館帶一本巴瑞席爾斯 Barry sears 博士寫的《區間瘦身法 The Zone Diet》回家，因此改變了我。」

因為家人的關係，老爺爺才會特別地注重飲食療法。

老爺爺在選擇餐廳的時候，會以親身試驗的方式來挑選。首先，絕對不受廣告和宣傳的影響，只憑藉經驗為依據來選擇。其次，雖然價格要合理，但也要注重品質。最後，盡量避開使用過多麵粉的義大利料理和傳統的美式料理，更偏好選擇肉類和蔬菜搭配的土耳其、印度、中國和地中海的料理。和老爺爺一起用餐的時候，我也只能順從他的選擇。在當時我對營養和飲食完全沒有概念，只能尋找符合「韓國人」口味的料理，所以我總是會選有配麵的料理，每次老爺爺都會對我說。

「你們亞洲人為什麼一定要吃米飯呢？蔬菜、水果、魚和肉裡也有碳水化合物啊！」

但是如果不吃米飯、麵條、麵疙瘩或麵包的話，我就會有種「沒有吃過飯」的感覺。所以，當老爺爺對從小到大都是這樣飲食習慣的我，講出這樣的話時，反讓我感到有些摸不著頭緒，但我沒有一直追問下去，只是把它放在心裡。

從那以後過了好多年，直到 2011 年，我的身體出現了狀況，醫院查不出明確的病因。突然有一天，老爺爺說的那句話像一道閃電，從我的腦海裡閃過。於是，我查了很多資料最後綜合在一起，瞭解碳水化合物和糖分的真相以後，我開始進行「控制糖分計劃 2090」，感謝老爺爺的那句話為我帶來了靈感，創造出屬於自己的減肥方式。

沒錯，如果和朋友講在進行控制「糖分」的飲食療法，大家都會問「只要不吃甜食就可以了嗎？」因為說到「糖」就會象徵性想到做甜食的「砂糖」。事實上糖分、醣質、糖類等用語，真的是很容易混淆。如果控制糖分的飲食療法只是不食用「砂糖」，那減肥豈不是太簡單了嗎？我們的人生之所以不簡單，正是因為這世界上的一切都不那麼單純。

在正式介紹「控制糖分計劃 2090」以前，先來瞭解下「糖」的用語。雖然我不是營養方面的專家，但透過研究整理出簡單易懂的概念，相信你也可以充分地理解。

用語	概念	
醣質 （=碳水化合物*）	碳水化合物 carbohydrate	與蛋白質和脂肪一起被稱為3大營養素。
糖分	糖 sugar	醣質包含糖的「種類」。
糖類 ligosaccharides	單糖類 monosaccharides	葡萄糖、果糖、乳糖等（糖分的種類）。
	多糖類 polysaccharides	澱粉、動物澱粉等（糖分的種類）。
	二糖類 di saccharides 低級多糖 oligosaccharides	二糖類指砂糖、乳糖等。

* 原本「醣質 = 碳水化合物 - 食物纖維」，但在標記營養成分時，食物纖維經常被另外標記，因此常常會使用「醣質 = 碳水化合物」。

食物的真實遊戲

•••••

直到原因不明的疲勞和高血壓等問題，搞垮我的身體之前，我對食物和營養都是抱持著盡可能節省時間和費用的美德來食用它們。由於公司生活相當忙綠，連吃飯也變成了每天的工作一樣，慢慢就變成了什麼也不多想，單純地只是為滿足口慾和飢餓感。因此，總是胡亂吃了很多，但當肉體、精神和經濟上都付出相當多的學費之後，我總算明白一個重要的真理，那就是**每天管理好飲食和營養，是用最少的費用讓我的身體和人生過得更豐富的捷徑**。在學習飲食療法的過程中，首先我要打破了的迷思如下：

減肥的迷思 VS. 真實

迷思	真實
水果和雜糧對身體很好。	嚴選水果和雜糧的種類後， 只要攝取最小量就可以。
因年紀增長而變胖的贅肉絕對減不掉。	只要透過適當的飲食療法和運動， 就可以減掉「多餘贅肉」。
喝水也會變胖。	鹽分、糖分的攝取調配得好， 水反而可以幫助減肥。
吃「油（脂質）」的話，就會胖。	區分好的油和壞的油， 且攝取適當的比例是很重要的。
大豆是非常好的食物。	大豆是失多得少的食物。 （一部分發酵食品除外）

迷思 1 水果和雜糧對身體很好。

在我還是國小生的 1970 ～ 80 年代，當時大多數人都認為把碗盛上滿滿的白飯就是最好吃的食物了。但 40 年之後的現在，不論男女老少都知道雜糧飯比白飯對健康更好。不管是餐廳還是超市，比起白麵粉食品，雜糧飯或雜糧食品都更貴，或是被當成更好的商品包裝販售。電視廣告中也可以看到人氣明星們在介紹這種食品。

老人家總是說「水果對身體很好，要多吃一點」。優格等加工食品也跟水果一樣被美化成健康的象徵。**水果是維他命和礦物質的寶庫，但也同時含有大量果糖，當攝取過量時，就非常有可能迅速地變成肥胖**。在我開始飲食療法之前，只要一到夏天，我就會叫準備下班的丈夫順道買一顆大西瓜回來。用刀切成兩半之後，把果肉都挖出來打成果汁，我就把它就當成水來喝。我當時還自認為「這是沒有加糖的 100% 天然果汁，對身體一定很好」，也因而感到幸福和安心。

營養素種類和功能，以及主要食品

營養素的種類		主要功能及平均建議攝取量		主要食品
三大營養素 (Macro Nutrients)	碳水化合物 4kcal/g	功能	轉動腦和中樞神經系統的能源，也是身體構造的主要成分。	穀類、水果
		攝取量	一天消耗熱量的 45 ～ 65%	
	蛋白質 4kcal/g	功能	是肌肉、骨頭、頭髮等身體構造的成分，也是身體受損要恢復時需要的最主要成分。對於細胞再生，提高大腦機能和免疫力都很有幫助。	肉類、海鮮類、家禽類
		攝取量	0.8 ～ 1g ／體重 1kg	
	脂肪 9kcal/g	功能	脂肪對我們的大腦、免疫系統乃至生殖系統的正常運作來說十分重要，攝取適量不飽和脂肪酸，有助於健康和長壽。	動物性／植物性油
		攝取量	脂肪酸 3：脂肪酸 6 的攝取比例很重要。	
其他 (Micro Nutrients)	維他命、礦物質	功能	對 3 大營養素的新陳代謝很有幫助，也是骨頭和紅血球的形成，體內水分量的調節細部身體機能的必須要素。	蔬菜、海藻類、水果等
		攝取量	所需量不多，但是必須攝取的成分。	

* 以上的成分用家來比喻地話，蛋白質就是家的地板，碳水化合物就是家的牆壁，脂肪就是屋頂，維他命和礦物質就是窗戶或置物架等室內裝潢。

之後，看到健康檢查報告上顯示中性脂肪和低密度膽固醇 LDL 數值上升時，卻怎樣也想不到其中一個犯人就是水果。特別是熱帶水果的糖度非常高。最具代表性的水果有芒果、鳳梨、香蕉等。不過，當我開始實行「控制糖分計劃 2090」之後，現在我只吃含糖指數不高的草莓、檸檬、葡萄柚、蘋果等。而且我不僅僅只是嚴格挑選水果的種類，連份量也跟著減少，現在一週只吃兩次而已。正在減肥的女生們總是很容易陷入看起來好吃，也很方便吃的水果的多糖誘惑中，所以擺脫對水果的迷思是非常重要的事情。

「控制糖分計劃 2090」中的「邪惡軸心」的 5 大類食品中，除了水果，還有一個會完全顛覆我們常識的食品就是「穀類 grain」。當我提到這部分的時候，或許有人會想「這人不是醫生也不是營養師，當我聽到是電視 PD 寫這本書的時候，就覺得很奇怪了。」「完全是在胡說八道吧？說穀類是邪惡軸心？那我們到底要吃什麼才能活下去？」等，於是就把這本書合起來，甚至丟掉也說不定。其實，這也是我在說明「控制糖分計劃 2090」時，周圍的人最難以接受的部分。跟幾千年前開始就是「吃米飯」生活到現在的韓國人說不要吃穀類，簡直就像是在說乾脆餓死算了。不過，嚴格來說，不只是韓國才有這種情況。大部分民族、人種、種族都至少有一項食物是麵包和穀物，麵食類也是每天的主食之一，但是讓我們閉上雙眼來想一下這種迷思……

當我們打破一定要吃米飯這種迷思時又會怎樣呢？在過去的 3 年裡，我幾乎沒有吃過米飯和麵食，但也活得很正常。不僅是我，還有和我一起實踐的參與者們也是如此，所以韓國人不吃米飯也是可以活下去的。

可是為什麼穀物會成為「控制糖分計劃 2090」裡邪惡的軸心呢？答案

很簡單。此次計劃的基本原則是「控制糖分」，然而最大的威脅關鍵正是穀物，而且還是精緻穀物。精緻穀物裡包含的碳水化合物和糖分，身體在吸收的過程中會快速提升血糖，提高「胰島素阻抗 insulin resistance」[4]，這會導致身體產生炎症。在消化的過程中，留在大腸裡的沉澱物還會成為細菌的食物。其實在過去，我們的習慣和受到的教育都深信著，穀物具有大量的營養素，並堅信需要依靠它才能活下去，**但是研究證明，我們吃下去的精緻穀物，所包含的營養素含量其實並不高，也可以從蔬菜和肉類等其他食物攝取到**。如果過度攝取的話，將會導致糖尿病、高脂血症等代謝症候群，以及失智症、關節炎、憂鬱症、身體免疫性疾病和自閉等問題。

不久前在節目錄影前，我和一位長期合作的長輩演員在休息室聊天的時候，談到了我的飲食療法，當我提到自己不吃穀物時，他也講了關於自己妻子的故事。數十年飽受風濕關節炎折磨的妻子，一直服用類固醇但病情從未好轉，於是懂得麵粉利弊的他，勸說妻子不要再吃麵食了，妻子按照他的話去做之後，已經過去了好幾個星期，即使是不服藥也不會覺得疼痛了。

根據 2012 年韓國也出版過的《小麥完全真相 wheat belly》(威廉戴維斯著，echolivre ,2012) 及其他資料顯示，以人類開始農耕生活的西元 1 萬年為基點，癌症和其他疾病也急劇地增加。

我讀大學時，看過一部法國電影《人類創世》（導演尚賈克阿諾，1991）。這是一部演繹原始人類靠夾擊戰術，獵捕體積龐大的野獸獲取其肉，爬到樹上採摘果實及蔬菜的寫實電影。狩獵動物和採集蔬菜及水果來

---

4 「胰島素阻抗」是指脂肪細胞、肌肉細胞和肝細胞，對正常濃度的胰島素產生反應不足的現象，亦即這些細胞需要更高的胰島素濃度才能對胰島素產生反應。

維持生命的祖先們被稱作「採獵者 hunter-gatherer」。人類經歷了這樣的採摘和狩獵時代後，在西元前 1 萬年，終於拉開了成為文明基礎的農耕時代的序幕，同時也開始了可怕的衰退性疾病。

這年頭，我們無窮無盡的享用已經被加工成無法辨認出原形穀物的現代人，壽命也已經邁向了 100 歲。相反的，靠採摘狩獵的祖先們的平均壽命卻還不到 20 年，這麼看來要控制攝取穀物的主張太矛盾了。事實上，祖先們是被猛獸攻擊，自然災害等才導致死亡率高，和現代慢性的癌症、糖尿病、心臟病和憂鬱症等疾病來看，這種比較似乎沒什麼意義。如果排除醫學力量和藥物治療的話，在今天我們的壽命究竟又會是多少年呢？

過去幾十年間，西方先進國家的政府和民間機構積極地鼓勵攝取全穀物，在超市還專門設置了全穀物專櫃，加工企業也積極地開發和銷售相關產品。料理專家和美食部落客們，為了降低基本的精緻穀物所具有的缺點，介紹無麩質 gluten free 產品，並積極地使用可以取代穀物的小米 millet、苔麩 teff、莧菜 amaranth、藜麥 quinoa。可是像我們習慣吃白米飯的人，不但沒有控制攝取量，反而更加帶動了以精緻穀物做出的麵包和餅乾產業的消費增長，因此穀物攝取的副作用將會日趨嚴重的可能性越來越大了。

迷思 2 攝取脂肪會變胖？

學習飲食療法時，掌握到的眾多用語中，讓我印象最為深刻的是「法國矛盾論 french paradox」。攝取了那麼多，例如：奶油、起司、肉類、巧克力等飽和脂肪，法國人心臟病的發病率反倒很低。這讓一直深信「攝取脂肪會變胖，會提高心血管疾病的發病率」的我感到非常吃驚。與被稱作垃圾食物天堂的美國不同的是，法國至今保留了喜好少加工食材的歐式飲食習慣。以此為前提，法國矛盾論並不是理論上的假設，而是實際驗證的現象。所以，我們直到今天對脂肪的理解都是錯誤的嗎？

1950 年美國政府為了增加農民和農產品加工製造業的收益，宣導「攝取穀物」是通往健康的捷徑，當時被認定為肥胖原因的「脂肪」成了代罪羔羊，全國開始大規模的低脂 low fat 飲食運動。直至今日，美國政府機構制定的食物金字塔裡，可以看到包括大豆在內的穀物，處在佔據面積最大的底層，蛋白質和脂肪則被排在了最頂部。但是在大規模進行低脂飲食運動的 1950 年以後，美國國內肥胖、糖尿病、代謝症候群的患者人數，反倒爆發式的增加。近期西方專家們指出了低脂飲食療法的問題，獲得了極大的支持。**他們主張的重點是要明確地區分「對身體有益的脂肪 fats that heat」和「對身體有害的脂肪 fats that heal」，以合理的比例來攝取脂肪才是最為重要的。**

回想起 83 歲的高齡祖母，她正是法國矛盾論的見證人。祖母家的親戚多半都是異國的外貌和高高的個子，也許正因如此飯量都和別人不一樣。祖母特別喜歡吃肥豬肉，每次做煮豬肉的時候都會說：「哇，真的好香啊！」然後自己挑軟軟的白色肥肉吃，把沒有肥肉的部分給我吃，祖母直到 83 歲也沒得過什麼疾病。米爾頓老爺爺也是如此，他嚴格地控制攝取甜點和水果的量，但冰箱裡總是備有牛肉、豬肉、雞肉等，可以適當攝取脂肪的肉類和奶油。

那麼應該如何區分有益的脂肪和有害的脂肪呢？在下面的表格，我以最簡單的方法介紹脂肪。

脂肪的種類、特徵及代表食品

脂肪種類		特徵	主要含有食品
不飽和脂肪	單一不飽和脂肪酸 例：Omega-9	低密度膽固醇 LDL 降低數值	肉類、乳製品、酪梨、橄欖等。
	複合不飽和脂肪酸 例：Omega-3 Omega-6	Omega-3 對提高心血管機能有幫助。 Omega-3 和 Omega-6 的攝取比例重要。	Omega-3: 鮭魚、青色的魚、核桃、亞麻籽等。
			Omega-6: 植物性油、穀類、雞蛋、堅果類等。
	反式脂肪	心臟病的原因 低密度膽固醇 LDL 提高數值	冰淇淋、起酥油、乳製品、加工肉類、炸物等速食食品、糕點類等。
飽和脂肪		過多攝取時 易誘發心血管疾病 適當攝取時可調節體重 有利心血管和糖尿病等	奶油、起司、牛油等動物性油， 肥肉類、巧克力、椰子油等。

* 必要脂肪酸（例：Omega-3, Omega-6）由於我們的身體無法自行生產，所以一定要透過食物攝取。Omega-9 則可以自行生產。

在生活還不富裕的 70 ～ 80 年代，能收到在美國親戚寄來的綜合營養品禮物，是件非常讓人開心的事情。如今，國內外生產的營養品隨處可見，不論男女老少至少都服用一款以上的營養品。特別是最近很受歡迎的Omega-3、6、9脂肪酸營養品。如果說1970～80年代是綜合維生素時代的話，那麼現在正是Omega-3的時代，甚至在超市都可以看到貼有「強化Omega-3」標籤的商品。

必要脂肪酸Omega-3因為是人體無法自生的，所以一定要透過食物攝取適當分量，要特別注意的是和Omega-6的攝取比例。Omega-3不飽和脂肪酸可以預防心血管疾病，提升視力和大腦機能，對預防阿茲海默症也有很好的效果，這些都已透過大量的研究和實驗被世人所熟知。

據說在西方開始以Omega-3做補充營養品，是為了調整Omega-3和Omega-6的不正常比例。雖然意見略有不同，一部分的專家們認為最理想的Omega-3和Omega-6的比率為1：1或1：2。也有意見覺得比這更高的話也無妨。但是開始大量食用精緻穀物、砂糖和加工食品後，這個比例可就要完全逆轉了。現在美國統計Omega-3和Omega-6的攝取比例已經達到1：20，比過去3000年人類攝取Omega-6的量增加了1000倍。像這樣Omega-3和Omega-6相輔相成的比率被破壞時，Omega-6會妨礙到Omega-3的機能，最後會使身體出現各種問題。要記住的是，Omega-6在我們吃下的大部分食物當中可以得到。相反地，Omega-3除了鮭魚、青花魚等魚類，核桃和亞麻籽以外，含有大量Omega-3的食品種類極少，所以要積極地去攝取。

開始實踐飲食療法後，我養成了吃飯的時候查看營養成分分析表。發現驚人的事實是前面提到的食物中，除去少數食物以外，幾乎大部分的食物中，含有Omega-6的量是Omega-3的2倍以上。如此看來Omega-6的攝取比例日漸升高也是理所當然的了。

此外，治療身體生病的人大致會有 2 種方法，「同類成分 orthomolecular 注入法」和「毒性成分 toximolecular 注入法」。前者是指和組成人體相同性質的成分，透過攝取成為骨骼、肌肉和血管原料的「食物」來補充完善，從病因開始一點一點的治療。後者是指在形成病因的成分上使用「毒藥」，用「藥物」來達到暫時的緩解或去除的方法。如果是在開始飲食療法以前，我 100% 會選擇後者，但現在我會選擇透過食物來自我治療。這種觀念不是一天兩天就可以形成的，而是在幾年間認真地實踐飲食療法的過程中，從勇敢地破除迷思開始的。已經過了 40 歲的年紀，雖然明白總要是改變和挑戰什麼才是人生，但這也真夠煩的。可是像羅馬格言講的**「擁有健康的身體，才會擁有健康的思想」一樣，我的探索身體與心靈的均衡之旅仍在繼續。**

我得了醫生也無法治療的「病」！

• • • • •

2002 年 12 月，定期體檢時我被診斷得了子宮內膜症。當時才剛過 30 歲並且未婚的我，還是第一次聽說這種疾病。當醫生說可能要切除部分卵巢時，我眼前一片漆黑，導致不孕原因的子宮內膜症是指月經血液逆流，內膜碎片停留在除子宮外的骨盆或肺部等其它地方，在月經期間導致出血的疾病。醫生說這種疾病沒有發現特別的發病原因和預防方法，主要在高學歷上班族的女性身上發病，特別是 20 ～ 30 歲的職業女性要非常注意。

讀大學時，我一直維持在身高 164 公分，體重 55 公斤的普通體型，上班以後每天熬夜加班，只吃炸醬麵、炒麵、糖醋肉、炸雞、炸豬排和漢堡等外食，漸漸地體重在 55 ～ 58 公斤之間徘徊。2013 年又接了每週要錄製 5 集的連續劇工作，幾乎每天都要寫劇本或錄影到凌晨 4 ～ 5 點，持續的加班自然導致飲食和生活習慣變得一團亂。讀書的時候，田徑比賽可以擠進全校前三名的我，有著很好的運動神經和健康的體格。一直對健康自信滿滿的我逐漸遠離了運動，每天和一起加班的同事們吃著辣炒年糕、披薩和炸雞。

這段期間，我沒有意識到體重在逐漸增加，經痛的強度變大，經量也增多了。從夏天開始，不是生理週期也會有少量的出血。初經以後，一直都很準時的月經週期，突然發生了改變，起初我感到很吃驚，但因為工作繁忙，完全沒有考慮到要去看醫生，之後回想，期間的少量出血，經痛和經量的增加，都是子宮內膜症的典型症狀。考慮到以後還要結婚生子，我接受了內視鏡手術，醫生說雖然度過了很大的危機，但要注意腹部肥胖。所以從那之後，我重新振作起來，開始了有規則的高強度運動和飲食控制。

2002年12月手術後，用了10個月的時間，我減掉10公斤回到了48公斤的體重，這讓我感到身體輕盈無比。每天跑步5公里和重量訓練運動，加上在有營養師管理的公司餐廳吃飯，體型變得越來越苗條，還能穿上了以前穿不進的XS size的衣服，這彷彿再次迎接我人生的第一個春天一樣。

這世上應該沒有永恆不變的事情吧？2005年12月，我結婚了，但同時健康又亮起紅燈了。遇見我丈夫以前，工作壓力讓我的體重降到46公斤。遇見他之後，我的心病馬上得到了治癒，跟著食慾也開始旺盛了起來，我們一起開始了美食之旅。和大部分人一樣，約會吃飯總是吃義大利麵和甜點等，對身體並沒有什麼益處的食物。加上結婚以後，一心只想讓老公開心，幾乎每天都會做滿桌菜餚。我迷上做西式料理，從沙拉、濃湯、前菜、主菜到飯後甜點，或是一桌子的韓式料理。就這樣，身體的變化比預想來的還快，我們夫妻倆的腰圍和體重都上升了。結婚一個月後，牛仔褲竟然連拉鍊也拉不上了，儘管如此，我還是沒意識到這是食物的問題，而是覺得應該是褲子縮水了。

最大的異常信號是持續不斷的「疲憊感」。從小到大都很勤快的我，不貪睡更不會賴床，可是結婚以後，即便是睡了10個小時還是會覺得很累，也明顯感到身體變得很笨重。結婚前做的那些運動也開始漸漸懶得做了，即便是做了和之前同等強度的運動，但腰部、腹部、背部和大腿內側等，全身上下的贅肉也沒有消失。從談戀愛到結婚這短短6個月的時間裡，我的體重從之前的46公斤增加到了52公斤，「不知不覺」地多了6公斤。

2009年5月，我結束了在曼哈頓做PD特派員的工作，要回國重新開始適應韓國生活。繁忙的行程和生活，加上職場上的種種壓力，讓在曼哈頓期間備感疲憊的我，設定了回國後的第一個計劃，重新開始「斯巴達式的健身運動」。除了工作的時間以外，我會抽出大部分的時間去運動，每天跑 5 公里和做重量訓練，每週 6 ～ 7 次瑜伽課和室內攀岩運動。這樣又過了 2 年多，直到看到電影《黑天鵝》裡娜塔莉波曼的身材，讓我受到了很大的刺激。

在沒有正確的知識和科學實證的情況下，我開始了自創的飲食療法。為了能夠擁有和娜塔莉波曼一樣的身材，我不切實際的認為要從「減少食物熱量和份量」開始。所以我選擇了維也納香腸和一包蝦捲來取代飯菜。早上喝牛奶加香蕉的奶昔或果汁，中午主要吃泡菜湯、辣椒醬炒豬肉或炸豬排等又鹹又辣的食物，晚上只吃維也納香腸和一包蝦條，配一杯牛奶，這些就是我一天當中攝取的所有食物了。問題是，我以為「一天當中只吃一頓飯，加上大量的運動一定會瘦下來！」這真是太天真了。雪上加霜的是，已經 40 歲的我還戴上了矯正牙套。因為牙套的關係吃菜和肉會很麻煩，所以我幾乎不怎麼吃肉和菜，只選擇不用太過咀嚼的泡麵等速食麵類、果汁、奶昔和零食等，含有過多鹽分及反式脂肪的食物來當作主食。

現在回想起來，會胖是理所當然的，在當時午餐吃完韓式套餐後，就回到會議室開會，不到一個小時就感覺到很想睡，便打起了瞌睡。下午餓的時候，就跑到超商或咖啡店買一個比男生拳頭還要大的瑪芬蛋糕，狼吞虎咽地吃光。不僅僅是我，一起工作的女同事們也是一樣，剛吃完飯沒多久就覺得肚子餓，跟著吃起了零食。我們總是在一起開玩笑說「女生真的是有兩個胃呢！一個吃飯一個吃零食！」當時我的三餐內容和運動，如下面的表格：

我的一週食譜和運動日程表

	星期一	星期二	星期三	星期四	星期五	星期六	星期日
早餐	果汁 奶昔 泡麵	果汁 奶昔 速食冷麵	果汁 奶昔 泡麵	果汁 奶昔 速食冷麵	果汁 奶昔 泡麵	果汁 奶昔 速食冷麵	果汁 奶昔 泡麵
運動	跑步 重量訓練	跑步 重量訓練	×	跑步 重量訓練	跑步 重量訓練	跑步 重量訓練	跑步
午餐	韓式套餐／外食	韓式套餐／外食	韓式套餐／外食	韓式套餐／外食	韓式套餐／外食	韓式套餐／外食	韓式套餐／外食
晚餐	香腸 零食 牛奶	香腸 零食 牛奶	香腸 牛奶	香腸 零食 牛奶	香腸 零食 牛奶	香腸 牛奶	香腸 零食 牛奶
運動	攀岩 瑜伽	瑜伽	攀岩 瑜伽	瑜伽	攀岩 瑜伽	瑜伽	瑜伽

2010 年 12 月的冬天，我的體檢結果簡直是糟糕透了，體重比 1 年前的 52 公斤又增加了 3 公斤，變成了 55 公斤。明明我的運動量比很多人還大，這個結果讓我無法接受。大量的運動既沒有練出娜塔莉波曼那樣纖細的肌肉，也沒有練出運動選手那樣健美的肌肉。血糖和膽固醇數值也達到了令人擔憂的程度，總膽固醇的量已經達到了 260，抑制動脈硬化的高密度膽固醇 HDL 也很低，就連中性脂肪也超出了正常數值的兩倍。根據常識來判斷，不運動加上過度飲酒和抽煙，經常吃油膩食物的人，才會變成這樣不是嗎？我不但沒有吃過多的米飯，還非常努力地運動，可是得到的結果真是太令人失望了。最後醫生建議我再做一次精密檢查，但得到的卻是「有些人是天生的體質問題，即使他不喝酒不抽煙，經常運動也會這樣」的含糊其辭解釋，接著給我開了 6 個月的處方藥。

如果原因是體質和遺傳的話，難道這就是我的命運了嗎？不論如何運動、減少飲食量，大腿內側和背部的贅肉也不會消失，我會變成小腹凸起的大媽，還要依靠吃膽固醇的藥生活下去？突然我對自己感到很生氣，再加上工作壓力，那段時間我每天都過得鬱鬱寡歡。起初處方藥還會每天堅持服用，漸漸的是想到才吃，到後來乾脆不吃了。儘管如此，在不知具體原因的情況下，我的飲食習慣並沒有得到改善，而是一直持續下去。

又過了 6 個月，突然有一天，我拖著疲憊的身體跑完步回家，一邊喝著香蕉奶昔一邊看著電視新聞，電視正在播出被稱作「第二個黛安娜」，受到全世界矚目的威廉王子夫人一凱特王妃，透過「杜康 Dukan 減肥法」的飲食療法，在 5 天裡減掉了 2.5 公斤的新聞。起初我以為只是「最近流行的減肥法」，所以並沒有產生興趣。

幾天後，我在 AFKN [5] 看到了「The View」的重播節目。這是芭芭拉華特斯和琥碧戈柏等 4 位美國最頂級的女主持人主持的人氣節目。剛好那期節目的嘉賓是因凱特王妃採用其瘦身法成功瘦身，而出名的皮埃爾杜康博士，他來到攝影棚親自介紹了自己的飲食療法「杜康減肥法」。

杜康博士是來自法國的內科專家，過去 30 年間他透過自己研製的「杜康減肥法」成為了治療肥胖疾病的專家。他透過官方網站提供有關健康、控制體重的資訊和提供諮詢。杜康博士開發的食品和「杜康減肥法」，以切斷碳水化合物的「生酮飲食減肥 (ketogenic)」療法為基礎，並同步進行了蛋白質和蔬菜交叉的飲食療法「原始人減肥法 (protal)」。因為杜康減肥法可以在短時間內看到成效，所以不僅在法國，甚至在好萊塢的很多明星

5 AFKN就是American Forces Network Pacific，是美國的電視台。

之間也頗具人氣。

年過40歲沒有真正計劃過減肥的我，在醫生無法治療的高血脂症和找不到原因的慢性疲勞而自暴自棄的時候，杜康減肥法像是磁鐵一樣吸引了我。我立刻在網站上查詢，但都沒有找到相關實踐的方法，最後在國外亞馬遜網站上購買了《The Dukan Diet》和《The Dukan Diet Cook Book》的電子書。剛翻看了幾頁，突然有一道閃電從我腦子裡閃過，正是紐約的米爾頓老爺爺那句**「你們亞洲人為什麼一定要吃米飯呢？蔬菜、水果、魚和肉裡也有碳水化合物啊！」當時只是覺得沒有意義的一句話，但就在那一刻我才理解了它真正的意義，這正是徹底改變我人生的減肥法「控制糖分2090」的起始點。**

控制糖分飲食療法的 Before & After

• • • • •

2011 年 6 月末，我開始了生平第一次的飲食療法——杜康減肥法。這是為了減少攝取糖分，主要以含糖量低的蛋白質進餐的一種「生酮療法」。不僅如此，我漸漸地熱衷於研究杜康減肥法以外的飲食療法，對這些飲食療法認真地做出比較和調查，把其中的優點一一挑選出來再重新組合。這就是我的生活方式中，可以用一生去實踐的個人專屬飲食療法「控制糖飲食療法 2090」。

有一點要先聲明的是，雖然是為了方便而選擇使用「No Sugar」，但「NO」不等於「ZERO」，也就是說不是 0 的意思。糖分是維持生命一定要有的要素，所以糖分如果是零狀態的話，那將意味著死亡。「NO」的意義是指在可以保持健康的狀態範圍內，攝取生存所必要的最少量的糖分。

那麼為什麼要控制糖分、醣質、還有碳水化物的攝取量呢？簡單來說，如果過多攝取糖分的主要媒介物碳水化合物，會使為了調節血糖量而運轉的荷爾蒙胰島素的機能被麻痺掉，進而生成胰島素阻抗性。結果會誘發肥胖、糖尿病和高血脂症等成人慢性病——「代謝症候群 metabolic syndrome」。

過多攝取糖分 → 胰島素阻抗性 → 代謝症候群、免疫疾病

最近電視新聞也在報導，攝取過多的碳水化物和糖分，與免疫系統疾病和成人病好發率的關係。西方在很早以前就已經對此進行了研究，並指出攝取過多糖分與糖尿病、高血壓等成人病、大腸疾病、行動障礙、關節炎等退化性疾病，過敏症、感冒、狼瘡等免疫疾病，阿茲海默症、抑鬱症、代謝症候群等有著緊密的關係。

結果這都是醫食同源，醫藥和食物的根源是相同的，可見我們的祖先們的智慧是絕對正確的。**這證明了不是從病的症狀而是從根源著手，可以根本的進行治療和預防的靈丹妙藥，不是昂貴的營養補品或醫院處方，而是選用好的食材做出正確的料理。**

腰圍和膽固醇數值、血糖指數、BMI 指數、體脂肪比例、消化系統疾病、能否入睡、情緒起伏、感冒等內容以專家們的資料為基礎，我也是在開始飲食療法前，大部分的項目都不好。但開始了控制糖分的飲食療法後，沒過多久我的身體就有以下表格裡的奇蹟般的變化。

我的飲食療法實踐前後變化

實踐前	實踐後
10 小時睡眠，疲憊感持續	每天 4 ～ 6 小時睡眠，疲憊感消失
因高血脂症服用膽固醇藥物	中性脂肪減少等，膽固醇數值正常化
情緒起伏，躁鬱感	情緒起伏消失， 躁鬱感消失
體力下降，無精打采	體力和能量明顯提高
容易饑餓，飯後想睡	不易飢餓，飯後不會想睡
164cm， 55 公斤，28 吋 （身高，體重，腰圍）	164cm，42 公斤，22 吋 （身高，體重，腰圍）
腹部 / 腰部兩側 / 大腿內側 / 臀部的贅肉，脂肪增加	贅肉，脂肪消失
服用止痛藥，安眠藥	只服用營養補充品

最近電視廣告裡引用了希波克拉底的話**「如果是食物都無法治療的病，那麼藥物也無法治療」**。一邊進出醫院一邊服藥，但還是沒能找到病因和解釋的症狀，竟然不用一顆藥丸就得到了治癒，這真是太驚人了。

在 3 年前，還相信這所有的症狀都是來自遺傳因素的我，怎麼能不覺得發生的一切是場奇蹟呢？像一滴水可以匯聚成一條河一片海一樣，從和米爾頓老爺爺的談話裡得來的靈感，開始了我的「控制糖分計劃 2090」，就那樣慢慢地改變著我的身體。

我的減肥 4 階段，

從「斷糖」到「控制糖分計劃」。

2011年，我第一次開始正規的飲食療法，我的努力得到了回報。多數人會選擇節食或是單一食物減肥法，堅持了一段時間後，會聽到「變瘦了！」「氣色不錯耶！」「看起來好苗條喔！」這樣的讚美以後，便很快地又回到了之前的飲食而復胖。但是我的情況有些不同，因為在「控制糖分計劃2090」進行期間，我知道了什麼是「死而復生」。

「控制糖分計劃2090」是以能夠燃燒脂肪的能量取代透過碳水化物獲取的糖分，並以此作為新陳代謝的基礎。若碳水化物或糖分的量突然攝取過多，會喪失調節功能產生嚴重地反彈現象。

現在我身邊的朋友還會冷嘲熱諷的問「你還在減肥啊？」我會毫不猶豫地馬上回答他們「當然啦，我可是死而復生，不堅持就太可惜了，我這輩子都會堅持下去的。」

為了把「不努力就什麼都得不到」的詛咒轉變成「努力就會夢想成真」的祝福，我會一步步地走向前，那麼現在就讓我們開始減肥計劃初期的142天旅程吧！

第 1 階段：
體重 54.7 公斤→ 52.2 公斤
（2011.6.27 ～ 7.1，5 天共減 2.5 公斤）

● ● ● ● ●

一開始，我制定的準則是以生酮減肥法作為基礎的「杜康減肥法」。生酮減肥法是指不靠糖分，而是透過脂肪供給身體活動所需能量的「酮症新陳代謝系統」飲食療法，西方國家多用在治療肝病、憂鬱症等患者。平均 70 ～ 80% 的美國人會嘗試一次的「阿特金斯飲食法（Atkins Diet），又叫吃肉減肥法」也算是生酮減肥法範圍內。但吃肉減肥法被指出，攝取過多的脂肪容易導致心血管疾病，隨後為了彌補該問題和缺點，更進一步開發杜康減肥法。下頁表格是杜康減肥法第一階段的食譜，分為禁止食用和可以食用兩大部分。

杜康減肥法的第一階段食材表

第一階段（2～5日）	可以食用	禁止食用	特別事項
肉類 1	牛肉，豬肉等（沒有油的所有肉類）	羊肉，加工火腿，五花肉，肥腸等（過於油膩）	* 使用量 / 時間 / 次數無限制 * 按時用餐 * 建議每天步行 20 分 * 禁止過度運動
肉類 2	牛肝，腰子	以外不可食用	
海鮮 1	全部種類的魚（罐頭，乾貨，冷凍，燻製）	食用過多油，砂糖，調味料醃漬的產品	
海鮮 2	全部魚貝類，甲殼類		
加工肉類	低脂火腿，肉乾，燻製家禽類（去皮）	調味加工產品	
蛋類	雞蛋，鵪鶉蛋，雞蛋粉末等（蛋黃每週不超過 4 ～ 5 個）		

第一階段（2~5日）	可以食用	禁止食用	特別事項
植物性蛋白質	豆腐，豆子做的肉， 豆奶加工食品 （每天低於 300 公克）	含糖，調味產品	* 使用量 / 時間 / 次數無限制 * 按時用餐 * 建議每天步行 20 分 * 禁止過度運動
乳製品	脫脂牛奶，優格， 乳脂酪白乾酪，酸乳酪 （調味優格每天少於 200 公克）		
其他	大蒜，洋蔥，香草， 胡椒粉，辣椒粉，醋 糖尿病患者的人造甜味劑 （禁止大量攝取）	市售的調味果汁	
飲料	飲水 1.5 ～ 2 公升 咖啡，花草茶 （少量攝取含咖啡因飲品）		
燕麥麩	每天 1.5 湯匙		

* 肉類為減少油量攝取，請煎烤食用。豬排骨肉因為非常油膩需克制。

杜康減肥法，分為 4 階段限制碳水化合物：❶ 進攻期 attack phase、❷ 交替期 cruise phase、❸ 奠定期 consolidation phase、❹ 穩定期 stabilization phase。第 1 階段進攻期，即是生酮減肥法中的一種，僅喝水和吃動物性蛋白質，只要徹底執行 2 ～ 5 天，便能在 5 天內平均減掉 2 ～ 3 公斤的效果。

生酮飲食減肥法主要選擇蛋白質作為食譜的原因，是因為蛋白質轉換成糖分的比率低，分子結構上吸收水分，在消化排除的過程中可以把不必要的水分排除出去。且與以香蕉、豆腐、檸檬等缺乏營養的危險性高的單一飲食減肥法或素食主義減肥法不同的是，生酮飲食減肥法充分的攝取蛋白質，可以控制體重上升，獲取吸收骨骼、肌肉和毛髮等身體組織構成所需的主要營養素。我用在網路上購買的電子書作為教材，在沒有準備時間的情況下，便開始為期 5 天的杜康減肥法第 1 階段。

2011 年 6 月 26 日星期日的晚上，看著已經養成習慣作為晚餐的香腸，我用送別男友去當兵的心情把它們全部吃光了，如同暴風雨前夕的寂靜一樣，我懷著些許期待和緊張早早地上床睡覺。

6 月 27 日星期一早上，我的體重是 54.7 公斤。雖然沒有超過標準體重，但是膽固醇數值和體脂肪率已經快要跨過警戒線了，第一天的早餐是一個脫脂優格和加入少許橄欖油的煎蛋，還有一杯牛奶。

我的第一階段「進攻期」減肥食譜

日期	體重	身體變化	食譜（2 升水是基本）	運動
6/27	54.7	輕微的饑餓感	**早餐** 煎蛋 1 個，脫脂優格 1 個，脫脂牛奶 1 杯 **午餐** 燻製雞胸肉 1 份（300 公克），水煮蛋白 3 個 **晚餐** 煎烤牛里肌肉 1 人份	輕度
6/28	53.6	體力下降 / 便祕	**早餐** 水煮蛋 2 個（蛋黃 1 個），脫脂優格 1 個，脫脂牛奶 1 杯 **午餐** 烤青花魚 1 條，比目魚生魚片 1 人份 **晚餐** 燻製雞胸肉 1 份	輕度
6/29	53.2	體力下降 / 便祕	**早餐** 水煮蛋 2 個（蛋黃 1 個），燻製雞胸肉 1/2 份，脫脂優格 1 個，脫脂牛奶 1 杯 **午餐** 煎烤牛里肌肉 1 人份 **晚餐** 煎烤豬里肌肉 1 人份	輕度
6/30	52.6	體力下降 / 便祕	**早餐** 水煮蛋 2 個（蛋黃 1 個），鮪魚罐頭 1 個，燻製雞胸肉 1 份，脫脂優格 1 個，脫脂牛奶 1 杯 **午餐** 生魚片 1 人份，烤土魠魚 1 條 **晚餐** 煎烤牛里肌肉 1 人份	輕度
7/1	52.2	體力下降 / 便祕	**早餐** 鮪魚罐頭 1 個，燻製雞胸肉 1 份，脫脂優格 1 個，脫脂牛奶 1 杯 **午餐** 煎烤豬里肌肉 2 人份 **晚餐** 水煮蛋白 3 個，燻製雞胸肉 1 份	輕度

午餐是幾天前購買好的燻製雞胸肉和 3 個水煮蛋的蛋白，如果當時能有現在的料理技術，也許就不會吃得那麼痛苦，因為開始的太突然，所以當時的料理手法幾乎處在國小生的水平。晚餐是沒有調味過的煎烤牛里肌肉。另外，我每天會隨身攜帶一瓶 2 公升的開水，並堅持喝完最後一滴。一直到這裡，我都有遵守杜康減肥的方針，但有一項我選擇放棄了，就是燕麥麩。曾經在韓國、台灣也流行過燕麥減肥法，所以燕麥也算是家喻戶曉的食材。但杜康博士指定攝取的是燕麥麩 (Meal Bran) ——「Meal」指粉末，「Bran」指「外殼」，而不是燕麥片。這是因為博士知道必須攝取食物纖維、礦物質一鐵等營養以外，還考慮了減肥時，一時中斷攝取碳水化物會產生的心理剝奪感，和容易導致中途放棄，所以才將其加進食譜中。但是國內除了動物飼料以外，一般消費者很難購買到燕麥麩，生酮減肥法雖說沒有對身體造成不良的副作用，但因人而異會產生口臭、眩暈症、體力下降、心跳和便祕等狀況，以我來講會出現輕微的便祕和感到體力下降。

經過 5 天，來到 7 月 1 日，原本 54.7 公斤的體重減輕 2.5 公斤變成 52.2 公斤，無需餓肚子還能吃到飽，身體的變化正如預想的那樣瘦下來，這讓我對開始第 2 階段「交替期」產生了信心。對於批判杜康減肥法的人也許會說「剛開始減掉的2.5公斤，只不過是體內水分而已」。但不管怎樣，有變化總比沒有變化要好，以這種積極的心態來看，這無疑可以成為持續挑戰下一個階段的動力了。

就如先前所說，開始的5天，我不論到哪裡都會攜帶著 2 公升的開水，中午到餐廳吃飯，大家看到不僅不吃米飯和麵食，就連辣椒醬、醬油和蔬菜都不碰的我，都會把我當成怪人看待。但比起他人的異樣目光，我更加迫切地希望盡快恢復健康，所以也就沒有太在意了。

第 2 階段：體重 52.5 公斤→ 45 公斤

（2011.7.2 ～ 8.7，37 天共減 7.5 公斤）

• • • • •

大部分的人在減肥時，首先想到「控制熱量」，所以一旦開始減肥便陷入了「6 點以後連水都不能喝」的強迫感裡，還會選擇像小雞一樣吃最少的量，或是像金魚一樣只喝水，又或者只侷限在集中攝取幾種食物的單一食物減肥法。像是最近超人氣的「1 日 1 餐」和「間歇性斷食」就是代表性的控制熱量減肥法。

但是控制熱量減肥法，雖然在短時間可以達到減重的效果，但卻很難持續「一輩子」，還會出現「減了 10 公斤又長回了 20 公斤」的復胖惡性循環。我也是在結婚前，以控制熱量的食譜和運動同步進行減到 48 公斤。雖然身體輕盈了，但之後吃了多油的食物，即使有做運動也還是長了贅肉，身體也變得不舒服。跟其他人一樣，持續堅持吃低熱量食物真的很不容易，而且，種類有限的飲食療法也很容易感到厭煩，堅持不了幾個月就會半途而廢了。一邊挨餓一邊堅持減肥，當聽到「你哪裡不舒服嗎？怎麼看起來這麼沒力氣？」「你的黑眼圈都要變貓熊了！皮膚也變粗糙了！」的時候，便會質疑這麼辛苦減肥的意義到底是什麼？

杜康減肥法的第二階段「交替期」建議食材

第二階段（達成目標）	可吃食物	禁止事項	注意事項
食物	基礎蛋白質食物	與第一階段相同	攝取的量，時間，次數與第一階段相同 飲用 2 公升的水也與第一階段相同
蔬菜	所有蔬菜	馬鈴薯，甜菜，番薯（含有糖分 / 澱粉）	紅蘿蔔如果不是每餐都吃的話，可以少量食用
燕麥麩	2 湯匙 / 每天		
期間	直到達成目標體重 （根據目標體重，體質，胰島素阻抗度，年齡，性別，因人而異）		
運動	建議每天步行 30 分		
週期	蛋白質：蛋白質 + 蔬菜 =1 日：1 日 /2 日：2 日 /5 日：5 日等 推薦最具有持續性的是 1 日：1 日週期		
目標體重計算法	登入杜康官網 www.dukandiet.co.uk 可以看到自動計算法		

* 月經期間的女性，會因體內水分積累的原因，體重暫時處在瓶頸期。

比起食物的多寡，杜康減肥法更注重攝取食物的種類，讓原本沒有自信的我，找到了極具魅力的方法。在杜康減肥法第 2 階段的食譜裡添加了蔬菜，讓食物選擇的範圍擴大了。

上面的表格可以看出在杜康減肥法第 2 階段是「蛋白質」和「蛋白質 + 蔬菜」的週期重複。下頁的表格是當時我個人的一部分減肥日記。

如果是以體檢時的建議數值作為參考，我的身高 164 公分，體重是 54 ～ 55 公斤，可以不用再繼續減肥了。但既然已經開始，我便決心回到結婚前輕盈的身體，最好買衣服的 46 ～ 48 公斤，所以我把目標定在了 48 公斤。接下來考慮到身體恢復到正常狀態，結束飲食療法後，可能會因為各種原因，使得體重再回升，所以我以挑戰 45 ～ 46 公斤的心態開始了第 2 階段。以專家們主張的所謂正常體重來看會更傾向於擔心體重偏輕，但我知道國外是以「自己感覺最舒適的狀態」來定義正常體重的，所以對自己定下的體重並沒有感到不安。

杜康減肥法第 2 階段，因人而異，有的人可能需要幾天，有的人可能需要幾年。例如，體重超重或更年期和青春期的女性，會需要很長的時間才能達到目標。我的情況是執行減肥法第 2 階段達到目標約 37 天的時間。而在我的指導下，開始執行的朋友處在第 2 階段中已經有 1 年的時間。

我的第二階段「交替期」減肥食譜

日期	體重	身體變化	食譜（2 升水是基本）	運動
7/2	52.2	疲勞感消失 少眠 宿便（便祕）	**早餐** 燻製雞胸肉 1/2 份（150 公克），脱脂優格 1 個，脱脂牛奶 1 杯 **午餐** 燕麥麩粥，生魚片 1 人份，蔬菜包，小番茄 10 顆 **晚餐** 韓式青菜炒牛肉 1 人份	強度
7/8	51.1	-	**早餐** 煎蛋 1 個，烤青花魚 1 條，脱脂優格 1 個燕麥麩粉，脱脂牛奶 1 杯 **午餐** 素菜自助，雞胸肉（沒有調味） **晚餐** 比目魚生魚片 1 人份	強度
7/15	50.0	-	**早餐** 水煮蛋 2 個（蛋黃 1 個），鮪魚罐頭 1 個脱脂優格 1 個，燕麥麩，脱脂牛奶 1 杯 **午餐** 鮭魚生魚片 1 人份 **晚餐** 煎烤牛里肌肉 1 人份	強度
7/22	47.8	-	**早餐** 水煮蛋 2 個（蛋黃 1 個），鮪魚罐頭 1 個，燻製雞胸肉 1 份，脱脂優格 1 個，脱脂牛奶 1 杯 **午餐** 生魚片 1 人份，蔬菜 1 份 **晚餐** 煎烤豬里肌肉 1 人份	強度

8/2	46.2	-	**早餐** 鮪魚罐頭1個，燕麥麩粥，脫脂優格1個，脫脂牛奶1杯 **午餐** 煎烤牛里肌肉1人份 **晚餐** 水煮蛋蛋白3個，燻製雞胸肉1份	強度
8/7	45.0	-	**早餐** 煎烤鮭魚，脫脂優格1個，燕麥麩粉，脫脂牛奶1杯 **午餐** 煎烤牛里肌肉1人份，生菜1份 **晚餐** 蔬菜牛肉烤串，小番茄10個	強度

和第1階段一樣，我每天堅持飲用2公升的開水。生酮減肥法中強調喝水，是增加攝取的蛋白質在分解的過程中，若體內累積的毒素無法順暢地排除將會有損腎臟，所以最少飲用2公升的水不是選擇而是必須。

第2階段與第1階段有著絕大差異的地方是加入了蔬菜，這也讓料理方法變得多樣化了。第1階段相對來講因為是短期的，所以也談不上什麼料理，只是烤肉和煎蛋，灑上少許調味料就可以食用了。但是在無法確定期限長短的第2階段，這樣是無法堅持下去的，更何況是使用新鮮的蔬菜，所以料理方法自然也會有所長進。

現在，我雖然有數千種的食譜可以嘗試，但在當時因為沒有足夠的技巧，所以料理方法和第1階段差不多一樣簡單。經常做的主要有用醬油炒牛肉青菜、烤青花魚、烤鮭魚、雞胸肉沙拉、鮪魚沙拉，還有用網路上購買的燕麥麩加雞蛋，和切碎細蔥、脫脂牛奶一起煮成的燕麥麩粥。那時開始到外面吃飯也已經沒有問題了，所以我多會選擇烤魚專門店、價格合理的海鮮自助、無調味料和加鹽的牛排、烤全雞等，代替以往經常光顧的韓定食餐廳和炸豬排店。

按照食譜週期，只吃蛋白質的日子和吃蛋白質加蔬菜的日子，我選擇了間隔保持在1：1的方式。杜康減肥法必須準確的按照日期制定體重變化表。因為經過了第 1、2 階段，減掉的重量和開始及結束的時間點及完成天數，將成為第 3 階段開始的時間點和期間計算的重要基準。在執行第 2 階段期間，若能做到遵守規則也是可以每天減重至少 0.1 ～ 1 公斤。當然人體並非機器，有時也會出現體重上升或停滯不前的狀況，但最終還是會感受到長期持續的自然瘦下來。

另一方面，在進入第 2 階段以後，出現了幾點明顯的身體變化。首先，最初開始的變化是以前一直存在的疲憊感或賴床現象完全消失不見了，整體睡眠時間明顯縮短，能夠集中進入熟睡狀態了，並沒有刻意勉強，但只要睡夠 4 ～ 6 個小時左右就會自然醒來，而且一整天也不會感到疲累。這和睡了 10 個小時還是會覺得很累的過去相比，真是令人驚訝的體驗。其次，是一直認為絕對減不掉的大腿內側、手臂和背部的贅肉，照鏡子時明顯感受到贅肉消失了。最後是米飯、麵粉、麵、零食和加糖飲料「徹底地」戒斷後也不會有想吃的念頭，看著別人吃的時候也不會有想吃的慾望了，這真像是被施展了魔法一樣。

只有一點，是因為貪心導致的失誤。不僅在杜康減肥法，在後來學習到的其他飲食療法裡也都會提到，**實際上我們的身體對於要達到消除贅肉和降低體重的目的，運動比食物帶來的影響力明顯要小**。也就是說，持續不良的飲食習慣，每天跑步、舉啞鈴……等，運動 2 小時也很難減掉 100 公克的贅肉。不僅是我，有過實際經驗的人應該很清楚。

杜康減肥法建議做的運動是簡單的步行，特別是在第 1、2 階段裡最少的運動量是步行。儘管如此，我還是沒能放棄過去一直堅持下來的運動，加上不安感，從 6 月 27 日以後，我勉強堅持著跑步、重量訓練、瑜伽、登山還有彼拉提斯。雖然沒有產生口臭和眩暈症等嚴重的症狀，但還是會感覺到雙腿無力和體力下降，我完全都是憑藉著意志力，堅持完成所有的運動。

但我卻未能明白不論在任何情況下過度的慾望，都會導致適得其反。正因如此，我的身體出現了一點特殊的狀況。進入第 2 階段飲食療法一個星期後的某天早晨，我正準備出門上班，突然感覺到腹部有些癢，隨便用手抓了兩下，等我掀起上衣時，看到了胸部和肚臍之間出現了幾塊像是用手指按過後留下的紅色斑點。跟著又過了 2 ～ 3 個星期，斑點雖然沒有變大或顏色加深，但也沒有消失，更加奇怪的是，斑點只出現在了上半身，特別是腹部和後背。那時我才感到有些緊張，於是上網查找起相關的資料，但都沒有找到生酮飲食法和杜康飲食法和我有相同副作用的內容，正當我連續幾日到處查找原因時，在美國網站上看到了以下的內容。

問：我正在使用限制碳水化物的減肥法，但腹部出現了紅色斑點，如果有相同症狀的人請告訴我原因。

答：主要以攝取蛋白質的飲食療法，產生這種狀況是非常少有的，雖然不知道真正的原因，但可能是因為暫時的免疫力下降導致對之前不會過敏的食物產生了過敏，比如咖啡或維生素營養品等，身體對這些產生了敏感反應才會出現了皮膚炎症，盡可能不要吃這些會比較好。

回想一下，幾天前我喝了低咖啡因咖啡，雖然網路上看了美國醫療團隊的撰稿回答，但我還是沒有得到滿意的答案。雖然這種時候去醫院也可以，但我卻找各種藉口一直推遲去看醫生，在想變瘦的慾望促使下我仍舊堅持運動。過了幾天，斑點變得更癢更大了，我才去看醫生，醫生也找不出真正的原因，只是說像是過敏性反應，就給我開了一般藥膏。

第 3 階段：體重 45 公斤→ 42 公斤

（2011.8.8 ~ 11.15，100 天共減 3 公斤）

• • • • •

生酮減肥法代表方法「阿特金斯飲食法（Atkins Diet），又叫吃肉減肥法」，在杜康減肥法中的「第 3 階段」被視為是慢慢回到適應日常飲食的最重要階段。這是因為人們透過第 1、2 階段確實見證減重的效果後，受到「該減的也減的差不多了，只要減少飲食量就可以重新回到日常的飲食生活」的誘惑與自我滿足，進而陷入了怠惰狀態，但這可是最大的陷阱。酮症 Ketosis 療法是取代了透過碳水化合物獲得糖分，僅利用連續燃燒脂肪能量的新陳代謝方式。因此如果回到之前的飲食習慣，攝取碳水化合物和糖分的量突然增多，只會使吸收後剩餘的糖分積累成脂肪，產生嚴重的復胖效果。為了防止復胖，第 3 階段擴大攝取食物的範圍：一點一點地少量增加碳水化合物，讓身體在沒有負擔的情況下適應，才是第 3 階段的最大目標。第 3 階段期間是透過第 1、2 階段減輕的體重總量（公斤）乘以 10 來測定，再除以一半劃分成 3-1、3-2 階段。以我的情況來看，減掉了 10公斤，所以是 10公斤 ×10=100天，再分成 50天的 3-1 階段和 50天的 3-2 階段。

杜康減肥法第三階段建議食譜

	3-1階段	3-2階段
食物	1、2 階段可以吃的食物 + 羊肉、火腿	與 3-1 階段一樣
添加食物	水果 1 人份 / 日（蘋果、草莓、甜瓜、奇異果等） （香蕉、葡萄、櫻桃、柳橙、水果乾、堅果類除外）	一樣
	100% 全麥麵包 2 塊 / 日	一樣
	起司 40 公克（20 公克 X2 片）/ 日 （藍起司、布利起司、卡芒貝爾起司除外）	一樣
澱粉食物	1 次 / 週（約 225 公克） （義大利麵 / 古斯米、藜麥 / 大豆 / 米、馬鈴薯等）	2 次 / 週
杜康晚餐日	1 次 / 週 （選擇想吃的食物 / 套餐料理的話，每道菜只可以選擇一小盤 / 紅酒可以允許一杯）	2 次 / 週 （劃分星期）
蛋白質日	1 次 / 週	一樣
燕麥麩	2 湯匙 / 日	一樣
理想體重設定	結束後可以維持的現實體重設定 自己感覺身體的舒適狀態	一樣
運動	可以從 30 分減少到 25 分	一樣

*3-1 階段，每週四訂為「蛋白質日」，到了 3-2 階段星期二、五可以吃澱粉食物，星期三、六定為晚餐日。

經歷了第 1、2 階段，疲勞和失眠症以及容易饑餓都會完全消失，在第 3 階段實際感受到的是情緒起伏也消失了。雖然並不嚴重，但工作辛苦時，我也會不由自主的流淚或心情低沉。如今這樣的情緒變化都神不知鬼不覺的消失了。這不是在強迫誰來相信，**而是在控制攝取碳水化合物的代表性效果，本身就具有調節憂鬱症和情緒起伏的效果**，剛好自然而然地也在我身上得到了驗證。只是一個月前開始的皮膚炎症還是沒有消失，反倒越來越嚴重了。

那期間，8 月 12 日為了拍攝節目《KOICA[1] 的夢想》決定要出差到斯里蘭卡進行實地考察。出發當天，在暴雨中錄製完特別直播節目到凌晨，趕回家稍微休息一下，馬上打包好減肥用的特別食糧就出發了。還購買了食物乾燥機來做肉乾和水果乾；在外面可以方便食用的鮪魚、雞胸肉、海螺肉罐頭、小魷魚和黃太魚乾等乾魚品。但到了當地發現，雖然住處簡陋了些，但餐廳還是可以吃到雞蛋、牛排等基本的動物性蛋白質料理和沙拉。情況比我擔心的好很多，所以飲食並沒有問題。

真正的問題是，這裡是充滿濕氣的熱帶地區，汽車在未修建好的險峻道路上平均每天 10 小時上下顛簸的狀態行駛著，車體和皮膚嚴重的摩擦導致皮膚炎症的極具惡化。車裡的空調沒有正常運作，尼龍材質的椅子和我的身體持續不斷地摩擦，使得身體上的皮膚炎症變得又紅又燙，情況演變到了讓人覺得噁心且無法直視的程度。因為沒有得過過敏性皮膚炎，所以我並不知道會嚴重到這種地步。

如果是在韓國我會被馬上送到醫院，但這裡離市區太遠，又因為外景的日程排得很緊湊，加上是集體行動，所以我也別無選擇的繼續工作。這種情況下導致只要衣服稍稍碰到皮膚，就會像是有電流麻酥酥地從頭頂通到腳底一樣又癢又痛。此次要拍攝的內容是在斯里蘭卡山區村落裡修建學校，為山林裡的貧民窟接通電路，所以外景期間一直要行進在環境惡劣的深山裡。

晚上回到宿舍掀開衣服，看到我的身體時真是慘不忍睹，就像是梅爾吉勃遜導演的電影《受難記：最後的激情》裡耶穌在十字架受死前，被羅

---

1 KOICA：韓國國際協力團。

馬軍用釘滿野獸骨頭和鐵丁的皮鞭鞭打全身流血時的樣子，就和當時皮膚發炎的我一樣。直到現在，偶爾看到當時和我一起工作的同事，用手機拍下的照片時，真的無法想像當時是如何熬過一個禮拜的。慶幸的是一個禮拜回國後，我直奔醫院得到了緊急的診治，被確診為「色素性癢疹」，接受治療後很快便痊癒了。

色素性癢疹，雖然不知道明確的發病原因，但據說這是使用生酮減肥法時，會很罕見發生的皮膚炎症。那段期間接受我指導實踐「控制糖分計劃 2090」的朋友們都沒有發生過這種症狀。但如果是在使用生酮減肥法的初期階段出現了色素性癢疹的徵兆，不要拖延要馬上去皮膚科接受治療。然而，進行酵素減肥法等減重飲食療法的一些韓藥醫院，會把這種症狀稱為「瞑眩現象」[2]，解釋稱因身體系統發生了改變，並不是什麼壞事。根據經驗，不論是多好的飲食療法，開始的時候如果慾望過高反而會適得其反。最明智的選擇是如果出現了皮膚炎等異常狀況，最好馬上接受治療，對此我也學到教訓了。

備受折磨的皮膚病，就像是去了趟地獄一樣。心裡想，我只要吃醫生開的降低膽固醇藥就好了，我甚至為了能讓皮膚炎症快點消失，把醫生建議讓炎症部位保持涼爽，自己擴大解釋，除了睡覺以外，我在腹部綁上了冷凍袋，這一舉動導致子宮出血還去看了婦產科。除了在醫院接受治療以外，因為皮膚炎症我還嘗試了自我治療，去學習了香油按摩、指壓和香草療法…等。

2 「瞑眩反應」中醫認為是處方有效的證據，是合適的反應而非警告的反應，因治療而突顯出來，以自然治癒力來治病，對細胞充分供給氧分和營養素，促進細胞的新陳代謝。並非為副作用，這是對人體各個器官進行有效調節所產生的一種現象。

我從夏天開始的生酮減肥法在 11 月 15 日的冬天跨進了門檻，響起了第 3 階段結束的鐘聲，心想「我的經歷也太悲慘了吧！」不由自主地笑了出來。**經歷了太多痛苦和努力的過程，成為了寶貴的減肥經驗，收穫了一生可以堅持下去的決心。**

現在，我還是會對詢問飲食療法的朋友這麼說：「**這可不是輕輕鬆鬆就可以做到的，因為真的太辛苦了，所以一生只能夠挑戰一次，如果開始了，中途便無法停止，所以請想清楚再開始吧！但如果能一直堅持到最後不放棄，一定會得到好的結果！**」

杜康減肥法總整理

	期間	減重重量	效果
第一階段	5 天	2.5 公斤	●縮短睡眠時間 / 熟睡 ●疲憊感消失 ●憂鬱感消失 ●維持在一定水準的高能量 ●食後空腹感消失
第二階段	37 天	7.5 公斤	
第三階段	100 天	3 公斤	

第 4 階段：控制糖分計劃 2090

（2011.11.16 ～現在）

• • • • •

總共由 4 個階段組成的杜康減肥法，最後的階段被稱為「穩定期」。這個階段要以第 3 階段的飲食為準則，並回歸到日常飲食生活當中。一個星期指定一天，只有在那一天要像第 1 階段一樣只攝取蛋白質及水分，其他的日子可以攝取日常食物。也因此在國內，這種方法被介紹成為**「一星期減肥一天的瘦身法」**。我的情況是，結束了杜康減肥法第 3 階段以後，把這期間學習到的各種飲食療法中有用的資訊綜合，並總結成了我個人的飲食療法「控制糖分計劃 2090」，將其標準化和實踐。

2011 年，我被診斷要服用膽固醇藥物後的一年，再次做了健康檢查。結果令人難以置信，因為膽固醇總數值和中性脂肪，高密度膽固醇和低密度膽固醇全都是很好的結果，體脂肪是 14%，體重自然是標準以下。醫生建議我多吃糙米增加些體重，但我並沒有放在心上。因為不吃糙米，不增加體重，我也比平時更有能量，而且不正常的身體症狀也都消失不見了。

在這種情況下，我對無法發現患者個人問題的醫院感到失望，這使得**「我的病可以透過食物和運動自行預防和治療」**的想法更加根深蒂固。透過國外資料、書籍和網路查詢等，進行了飲食療法和健康的學習。我第 1 次接觸的書是克里斯蒂安諾斯魯普 Christiane Northrop 博士的《更年期的智慧 The Wisdom of Menopause》(《更年期的智慧：熟齡女性風華再現》，2003)。

當時我的年齡雖然還沒到更年期，只是機緣巧合的看到了這本書，買了電子書閱讀後，發現過去的我對自己的身體真的是太不瞭解了，這也讓我增加了許多好奇心。美國有名的婦產科專家諾斯魯普教授的這本暢銷書，講了很多有關更年期的充實內容，她介紹的有關健康的圖書也成了美國國內的暢銷書籍，在運動、飲食療法和疾病等多方面都提供了優質的參考訊息。

除此以外，Dr. Mercola 的《No grain Diet》，Elaine gottschall 的《Specific Carbohydrate Diet》，威廉林茲沃爾科特 William L. Wolcott 和 Trish Fahey 的《代謝型態飲食全書 Metabolic Typing Diet》，Loren Cordain 的《Paleo Diet》，偉斯頓普萊斯 Weston Price 的《體質大崩壞：史上最震撼！原始與現代飲食最重要的真相 Nutrition and Degenerative disease》等書籍和資料都對我綜合和整理出「控制糖分計劃 2090」提供了很大的幫助。我特別想推薦的是偉斯頓普萊斯博士的著作，因為除了飲食療法外，透過實際資料詳細地對食物、營養及疾病之間的密切關係進行簡單說明。

偉斯頓普萊斯博士是一位美國的牙科專家，30 年間他和妻子一起深入到全世界原住民居住的地區，對他們進行訪問，研究他們的飲食和營養，檢查原住民們的狀態並進行測定。研究飲食和營養對蛀牙等牙齦病和臉部以及下顎骨的狀態，還有關節炎等退化性疾病所產生的影響，與它們之間的相互關係。**他研究發現，與大量攝取精緻麵粉、砂糖和加工植物性油脂的都市人不同的是，仍舊保有數百年數千年祖先飲食文化的原住民們，幾乎沒有蛀牙和牙齦疾病。**

還有，以無加工原油，全穀物麵包為主食的瑞士 loetschental 地區的居民，不論男女老少也幾乎沒有蛀牙。他們為了能夠有利的攝取食物，下顎骨與臉部骨骼都發育成了扁平寬大的形態。偉斯頓普萊斯博士透過自己的統計和照片證明了這一點。

與其相反的是，大量攝取精緻食品的都市人有著大量蛀牙，臉頰不是變得過寬就是呈現細長的 V 字形。更讓人感到吃驚的是，即便是同一對父母生出的兄弟姐妹，喜好攝取自然食品的孩子和喜好加工食品的孩子的蛀牙數量和臉型都有所不同。甚至還發現了在外地生活的父母搬移到都市，在攝取加工食品的情況下，懷孕及生產的小孩也會立刻呈現出遺傳基因變形的形態。

「控制糖分計劃 2090」是鑽研學習專家們數十年的研究成果，以我的身體作為實驗，僅選取了其中的優點整理出的混合式飲食療法，不僅包括了減肥減重的竅門，還擁有了運動、營養和料理等「100%」實際經驗的充實訊息，真正的挑戰一下「控制糖分計劃 2090」吧！

「控制糖分計劃 2090」事前準備，

認識你的身體吧！

減肥還需要做什麼事前檢查，也許有人會這樣反問。2011年6月我首次執行杜康減肥法的時候，事前沒有可以作為參考的準備指南，而且身心理也沒做足準備。當時可以說是單憑一本書便想「以卵擊石」勇敢一搏。最後發生了很多執行誤差，為了降低突發狀況，我在整理「控制糖分計劃2090」時，我首先想到的是要做好「事前檢查」。執行的錯誤發生在我一個人的身上就夠了。為了能夠傳達出持續且正確的飲食療法，所以必須要告訴大家事前準備須知。雖說如此，準備起來一點也不複雜，只要對自己的身體有正確的瞭解，這就是開始的重要條件。

在開始「控制糖分計劃 2090」前，要做的事前檢查不難也不麻煩，但人們總是不想面對現實，甚至感到害怕，希望可以省略。可是體重、血糖數值、膽固醇數值、血壓、身體質量指數(BMI)和體脂率等都會成為減肥的動力，和日後發生變化的自己比較時，會感到更大的成就感和意義。

蘇格拉底曾經說過「認識你自己！」我斗膽借用大哲學家的名言想表達一句「認識你的身體！」透過「控制糖分計劃 2090」的事前檢查來認識你的身體吧！

認識你的身體！

• • • • •

正在閱讀這本書的你，能正確地知道自己的體重和腰圍嗎？因為自己的身材像極了「天線寶寶」，而不願意照鏡子或不肯站到體重機上的人也一定很多吧。就算是成功進行著飲食療法的我，在吃得過多或是因聚餐吃了不該吃的食物，隔天也會不敢站到體重機上面對事實。

在正式開始「控制糖分計劃 2090」前，首先要「真正認識自己的身體」才能制定出屬於自己最有效的飲食療法。剛開始的結果可能多少帶來衝擊，但是想到一個月、三個月、一年後自己的樣子，鼓起勇氣來做比什麼都重要。

「控制糖分計劃 2090」事先檢查項目

檢查項目	具體內容	備註
醫院體檢	**開始飲食療法 6 個月前** （若增加蛋白質攝取導致腎臟機能出現異常，則要停止相應的飲食療法）。	若長期服用「降血糖」等藥物，一定要與醫生商談
掌握基本信息	**體重、血糖、膽固醇數值、血壓等基本數值** 和分析體成分（In Body）掌握測試結果等數值	
新陳代謝類型	**區分：碳水化合物型、蛋白質型、綜合型測試** 蛋白質型和綜合型適用於「控制糖分 2090」減肥法。	
身體質量指數（BMI）	**體重（公斤）÷ 身高（m^2）正常範圍 18.5 ～ 24.9** **例**：體重 78 公斤，身高 181cm 的男生 → 78÷（1.81×1.81）=23.8 體重 55 公斤，身高 160cm 的女生 → 55÷（1.6×1.6）=21.4	

體脂肪率（Body Fat）	體重除以身體累積的脂肪數值 **例：**（BMI 基準測定方式） 男生：（1.2×BMI）+（0.23× 年齡）－（10.8×1）－ 5.4 女生：（1.2×BMI）+（0.23× 年齡）－（10.8×0）－ 5.4 **例：**體重 78 公斤，身高 181cm，年齡 42 歲的男生 →（1.2×23.8）+（0.23×42）－ 10.8 － 5.4=22.02 體重 55 公斤，身高 160cm，年齡 35 歲的女生 →（1.2×21.4）+（0.23×35）－ 0 － 5.4=28.33	根據不同機構測試的方法也會有所不同 男生：18 ～ 24% 女生：25 ～ 30% 均屬於正常範圍。

＊身體質量指數，體脂肪指數的測定方法和正常範圍參考「Wikipedia」。

上面的表格中，說明指數中新陳代謝類型區分法，即 Metabolic Typin 公克，簡單說明：以西方諺語「彼之良藥，吾之砒霜 One Man's Food is Another's Poison」作為依據的測試方法，可以根據不同人不同的體質，再來調配營養素的攝取量和比例。那麼碳水化合物型的人，比起攝取蛋白質，應該攝取更多優質的碳水化合物，才能預防肥胖等成人疾病，勉強地攝取蛋白質反倒容易產生疾病。現在在美國持續具有人氣的，以印度傳統醫學為基礎的阿育吠陀 Ayurveda 飲食療法，也是與其擁有共同點的一種方式，它不強調所有人都要按照同一款食譜進行飲食療法，而是推薦因人而異的觀點成為該飲食療法的特色。

正規的測試可以透過網站「www.metabolictyping.com」，付費使用（50 美金左右），如果不想付費也是可以免費利用縮印版進行測試的。

新陳代謝類型區分法（縮印版）

問題	A	✓	B	✓	C	✓
我的食慾？	強		弱		無法預測	
平時最想吃的食物？	鹹食		甜食		甜食鹹食	
我的性格？	愛講話 外向型		擅長整理 喜歡整潔 壓力大		感到不安 疲勞感	
平時感到最累的部分是？	疲勞感 不安症		肥胖 體重超重		肌肉痛 全身痠痛	

* 來源 / 參考：www.doctoroz.com

測試結果中答案A的人相對較多，A是蛋白質型體質「蛋白質50%，脂肪 30%，碳水化合物 20%」的比例；B 是碳水化合物型體質「碳水化合物 70%，蛋白質 20%，脂肪 10%」的比例；C 是綜合型體質「蛋白質 33%，碳水化合物 33%，脂肪 33%」的比例，建議以各比例進行營養素的攝取。我的結果是碳水化合物、蛋白質和脂肪以相似的比例為最佳攝取的綜合型體質，所以每天進行「控制糖分計劃 2090」的食譜更是把這一點放在心中，努力去執行。

最後的晚餐——記錄 1 週的飲食日記

• • • • •

掌握了自己身體的基本訊息後，便可以正式進入到「控制糖分計劃 2090」的準備階段了。開始實行計劃前的一個星期，做一份飲食記錄。寫下自己的飲食紀錄，原因是可以透過記錄自己的飲食習慣發現缺點，並且較容易進行改善。做記錄多少會有些麻煩，但參考自己記錄的飲食表，可以發現不良的飲食模式和偏食的種類，對改善營養攝取有很大的幫助。飲食日記可以參照下面的表格進行記錄，或者選一本喜歡的筆記本來整理記錄，在記錄飲食日記時，有 5 個要點需要記住。

記錄飲食日記的 5 大要點：

1. 準備攜帶方便的筆記本或記事本。
2. 不要拖延，要隨時馬上記錄（亦可用手機拍下）。
3. 無需改變生活模式或飲食習慣，按照平時飲食習慣即可。
4. 無需給任何人看，所以一定要誠實地詳細記錄。
5. 無需量體重和測量腰圍（突然有意識的話，會改變飲食習慣）。

1 週飲食日記表格

日期	早餐	午餐	晚餐（聚餐）	零食	水，其他	運動	症狀
1/1 （星期一）	香蕉 牛奶 1 杯	辣炒豬肉 1 人份 白米飯 1 碗 炒香腸 1 小盤 泡菜 1 小盤 拌豆芽 1 小盤 醬湯 1 碗 烤海苔 10 片	烤五花肉 1 人份 泡菜麵條 生菜葉 20 片 白米飯 1 碗 醬湯 1 碗 啤酒及燒酒 各 1 瓶 泡菜及蘿蔔塊 各 1 小盤	**午餐後：** 美式咖啡 1 杯 **下午茶：** 加糖咖啡 1 杯 洋芋片 1 包 **晚上：** 可樂 1 罐	水 150 毫升 3 杯	無	飯後想睡 腹瀉 消化不良

整理冰箱和計劃性購物——果斷地斷捨離吧！

• • • • •

在開始準備「控制糖分計劃 2090」購物之前，有一件很重要的事情，就是整理冰箱和廚房的收納櫃。雖然想到非洲正在餓肚子的難民多少會受到良心的譴責，但這些以後不能再碰的食物，還是要果斷地丟掉才好。就算是花錢買來的食物，現在也要丟進垃圾桶。為了健康著想，總比日後把錢花在醫藥費上要划算得多吧？

要在 0.1 秒內丟進垃圾桶的食物

速食類	麵包、零食、冰淇淋、漢堡、披薩、冷凍烹調食品
調味料	加工砂糖、辣椒醬、番茄醬、BBQ 醬、其他加糖調味料、市售的雞精及酵素等
穀物 / 大豆類	米、麵粉產品、豆腐、其他大豆加工品
飲料 / 甜點類	加糖飲料、釀造酒、水果啤酒、罐裝咖啡
水果 / 蔬菜類	全部水果及馬鈴薯、番薯、芋頭、紅蘿蔔等含有澱粉的蔬菜

我是把冰箱和廚房的每一個角落都翻遍了，最後幾乎塞滿了大容量的垃圾袋。有些是已經存放很多年的食物都未曾察覺到，所以丟掉也並不覺得可惜。整理好冰箱和收納櫃後，接下來就要正式開始為「控制糖分計劃 2090」購物了。首先，要購買的是與食物無關的東西。

「控制糖分計劃 2090」購物列表（非食品區）

1. **體重機**
2. **捲尺**：測量腰圍
3. **水瓶**：輕便、容易清洗，建議選擇冷熱兼用型
4. **基本料理用具**：料理秤，量杯等
5. **瑜伽墊**
6. **運動服**：可以顯現身材的，有彈性的運動衣
7. **芳香精油（身體用油）**：集中飲食療法期間可以舒緩緊張感

現在要正式購買食材了，記住以下的「購買食材的訣竅」。

「控制糖分計劃 2090」購物的 5 大關鍵

1. **購物計劃和備忘錄**

   「計劃和備忘錄」是「控制糖分計劃 2090」的核心！
2. **固定購物區域**

   「控制糖分計劃 2090」可以吃的食材，大部分都是沒有經過加工的肉類、海鮮類和蔬菜。而這些食品的展示區主要設在超市或市場的某個位置，也就是說購買食材的時候只要看這些位置就可以了。
3. **少量購買，保持新鮮度**

   少量的購買準備食用的新鮮食材，只有燻製雞胸肉和脫脂優格等食材，保存期限相對較長或經常食用的，以及可以冷凍保存的，均可選擇網路上訂購。
4. **選擇固定店家購買**

   肉類、家禽類、蔬菜等經常食用的食材，品質非常重要。有機雞蛋、牧草餵養的牛、有機無農藥的蔬菜等，透過網路也是可以找到很多用心栽培和以合理價格供給的小農商家，固定選擇 1 ～ 2 家購買。

5. 掌握材料及營養成分標示

一旦開始執行飲食療法，會很自然的認真閱讀起包裝外的營養成分表和政府認證標章。要養成挑選明確標記營養成分和原料的產品，並用心查看其內容。

關於營養成分分析表和原料標記，以我偶爾購買的國內廠商的椰子粉情況來看，絕大多數不僅原料沒有標記，就連營養成分分析表都沒有，所以最後都會不想再購買了。不僅如此，連鎖麵包店為了宣傳標出的 100% 全麥麵包，買來一看也不見得是 100% 全麥。「無加糖」標記的產品，也只是說沒有添加精緻砂糖，但並不代表材料本身沒有添加糖分。

大部分的營養分析表會標記 1 杯、100 公克、100 毫升、1 湯匙或 1 包營養素的量（公克）和 1 日建議量，相對應的比例以「%」為標記，所以即使沒有專業的電子式計算方法，也可以利用簡單的方法計算出自己的營養素攝取量。購買時，要特別注意的項目是：碳水化合物、糖分、膽固醇、反式脂肪、飽和脂肪、Omega-3、Omega-6 和鹽等所含分量。

食品標籤在西方先進國家以標準化的形式嚴格地進行著管理。1 次提供的量大致以烹調用量 1 杯（或者 100 公克）的基準來測定，卡路里也是以 1 次提供的量的卡路里為基準。因此，一定要先確認碳水化合物和糖分的數值後再進行購買。

與食品標籤不同的材料標籤，則是主材料才會以大字做出標示，但一定要留意查看旁邊的小字。因為有很多如大豆蛋白、酸度調節劑、亞硝酸鈉和酪蛋白鈉等化學物質的標記，成分都很低，所以字會很小。如果不注意看的話，就不會知道吃進自己體內的是什麼成分，品嚐食物前，請養成查看標籤的習慣吧！

決定開始執行的日期和最終確認事項

• • • • •

如果整理冰箱和購物的工作都結束了，那接下來就要決定開始執行的日期了。以現在多數人都是週休二日的工作型態，我建議把開始「控制糖分計劃 2090」的時間點，定在星期六最為理想。

這項計劃「控制糖分減肥法」的核心，是以改變新陳代謝系統為目標，所以「嚴謹控制糖分」，一開始多少在身心上會產生緊張感。因此把開始的時間定在沒有壓力，舒適的星期六是最為理想。

但是比起決定在星期幾開始減肥，更加重要的是身體和心理都要處在最佳的狀態下才行。身體雖然不必達到完美的狀態，但至少不要在感冒或是生理期及進出醫院的時候，這樣會降低效果及產生副作用。再者，能夠堅定執行計劃的心理狀態也很重要。若是處在剛和戀人分手或是工作堆積如山等煩躁不安的環境下，勉強地開始飲食療法，會很難堅持按照計劃執行，並且容易半途而廢，請考慮以上情況再來決定開始的時間吧。

終於快要到了開始「控制糖分計劃 2090」的前一天了，來確認最終事項吧。回想起我剛剛要邁出飲食療法的第一步的前一天，2011 年 6 月 26 日，充滿了激動和擔心，這不是公司面試或結婚，只是打算嘗試新的飲食療法而已，所以自然不會造成難以入眠的壓力（但之後發生的一切，現在回想起來，雖然只是嘗試飲食療法，卻也和入學考試、就業面試和結婚一樣，成為了我人生裡的大事）。

當時我是以「先開始再說」這種輕鬆的心情開始，所以並沒有細心地確認具體事項，現在想起來多少會有些後悔。所以為了能讓開始「控制糖分計劃 2090」的新手們不要重蹈覆轍我之前的錯誤，我整理出了以下的「最終檢查 5 大事項」。

1. **早點就寢睡覺**：想到明天要開始「控制糖分計劃 2090」，最好早點上床休息。
2. **最後品嚐一次**：將喜歡吃的食物吃過之後，就暫時或者永遠都不能再吃，並跟它說再見（我吃了餃子和冷麵）。
3. **向家人說明白**：希望得到他們積極地支持並且不要妨礙自己。特別是做父母的總會嘮叨說：「你又不胖幹嘛減肥？」這時要鄭重地認真地從身心兩方面尋求他們的幫助，當然也要事先告知朋友們，請他們幫忙。
4. **詳細閱讀本書**：多閱讀本書第 81 頁和 83 頁的「控制糖分計劃 2090」黃金法則和「2090 ！ 5 大禁吃食物清單」隨時記在腦海中。
5. **準備好體重機**：提早準備好早餐、體重日記、體重機，洗個舒服的熱水澡後早早入睡。

明天一早，睜開眼睛將會有新的世界和人生在等待著你。時而會覺得辛苦，時而會想要放棄，但堅持相信「控制糖分計劃 2090」和自己，會在不知不覺中發現不僅體型、臉型、皮膚和體重發生變化，心情和體力也會發生改變，甚至還會積極的改變你看待人生的角度及態度，請期待吧！未來的日子裡會有那麼一天，你會體會到**「健康身體會成就健康的心理」**這句話的意義。

一餐要吃多少份量？

• • • • •

只需調整糖分和碳水化合物的量，不必太在意卡路里和攝取量。即使不調整飲食的份量，仍舊像吃米飯、麵包和加入大量砂糖的加工食品那樣大量的攝取，也不會感覺飢餓和過飽，還會持續很長的時間。以前「偏愛碳水化合物」的我，如果有一餐沒吃到米飯，都會覺得肚子餓得無法忍受，全身無力甚至冒冷汗。但是開始執行「控制糖分計劃 2090」以後，每天均衡的攝取蛋白質和蔬菜，吃過早餐和午餐後，一直到睡前都不會感到餓了。

「控制糖分計劃 2090」的核心不是「限制卡路里」而是把「空熱量 Empty Calorie」降低到最小化的同時，以最大化的程度攝取營養素。即便是吃下相對少量的食物，也會吸收到更多的營養素。事實上，肥胖的人當中營養不良比營養過剩的還要多。他們每天攝取超過 2000 大卡，當中大部分是米飯、麵條、麵包和零食等無營養的卡路里。這和只攝取 1000 卡，但當中選擇優質的牛肉、魚類、綠色蔬菜、堅果類和低糖分水果的人比較起來，不用想也知道那邊更為健康。

當然如果只說「不要在乎卡路里和份量，只要隨意吃就好了」，多少也會感到不安。所以我建議，可以像最近流行的減肥方法中提到，吃到稍有飽足感或是八分飽，但千萬不要一天只吃一餐，這種過少的飲食量，反而會有負面影響。

這幾年間，我學習到多種飲食療法，以自己的身體做實驗觀察到最正確的答案是「傾聽自己身體」。如果覺得肚子餓，則沒有必要忍耐，更不用像機器一樣定時進餐。比起食量，更重要的是吃下食物的質量。這是因為吃下優質的食材，體重不會增加也不會產生變化。相反的，吃下不好的東西，體重很快便會產生變化，這都是我親身的經歷，所以不要太過擔心，自己究竟吃下多少食物份量。

堅持不懈地實踐「控制糖分計劃 2090」就會知道該吃些什麼，該吃多少，因為身體會告訴你最正確的答案。

找到適合自己的運動

• • • • •

如果想要減重的話，單靠運動並不是明智之舉。在相同的飲食方式為前提下，不管多大的運動量對於減少500公克的體重來講都是很難做到的，更不會看到明顯的效果，增加肌肉體重反而會加重。過去在開始飲食療法以前，對於各種運動都盡心竭力的我，體重也只增不減。但「控制糖分計劃 2090」開始以後，即使是不運動，只靠調節飲食，體重反倒自然地下降了。但是體重機的數字並不能完全地反映我們的健康，所以為了增強新陳代謝率和心血管的健康，找到適合自己的有無氧運動，有規律的進行才是最重要。

根據研究結果顯示，每週進行 3、4 次的有氧運動要比每天運動更有滿足感，更能提升心血管機能。如果想要擁有柔美又突顯線條的「像馬一樣的肌肉」，可以攝取些蛋白質補充劑來增加肌肉量，或者以每天反覆做同一種類的簡單肌力訓練取代混合健身 cross fit。我是早晨 5 ～ 6 點起床做完瑜伽和伸展運動後，出門快走加慢跑 5 ～ 7 公里、跳繩 1000 次，然後 9 點出門上班。我從小到大，如果不運動就會覺得身體沉重，體能降低，現在也是會覺得工作繁忙到無法運動的話，身體和精神都會明顯感受到能量下降。

近來，運動種類也在不知不覺間變得多樣化起來，像羽毛球、運動體操、流行舞、健行、芭蕾、跳水、登山和騎腳踏車等多采多姿的娛樂運動項目。比起集中做一種運動，不如選擇可以使用到多部位肌肉的運動。

另一方面，運動一定會伴隨著肌肉痠痛，這時接受按摩固然是最佳的選擇，但問題是按摩的費用昂貴，多少會讓人覺得有壓力，所以可以用經濟實惠的半身浴得到同樣的效果。有浴缸的話最好不過了，如果沒有就購買 1 人用的浴桶，可在浴缸接滿熱水把下半身泡在水裡 30 分鐘左右，這樣就可以得到 2 小時以上緩解肌肉疼痛的按摩效果了。

營養品要如何挑選？

• • • • •

有關營養品的必要性和攝取量，專家們的意見也各不相同。大部分人認為吃營養品比不吃營養品要好。美國著名醫生 Dr. Weil 建議，與綜合營養品一起攝取維生素 D、E、K、輔酵素 CoQ-10、硒 Selenium、胡蘿蔔素、鈣、鎂、鉀 Potassium 等營養劑的含量可以超過官方的建議量。

事實上，營養品是出於擔心平日攝取的營養不足，而加以輔助補充，但眾所周知只攝取單一的營養素也是無法維持健康的。比如更年期女性們最為擔心的疾病—骨質疏鬆症，但如果只是服用對骨質疏鬆症好的營養品—鈣，而不注重與鎂的比例的話，反而更容易生病。

被稱作營養品天堂的美國，對營養品擁有極高消費量，對新的飲食療法和新的營養品十分關心。因此定期瀏覽美國健康雜誌或網站，便可以得到很多實用的資訊，像是最近在美國受到矚目的—紅麴 red rice yeast、低劑量那曲銅 (LDN) low dose naltrexone、益生菌 probiotics 等。

其中，紅麴是在中國食用的紅穀米中提取出的濃縮液。過去被廣為人知是用作天然色素，但最近發現它對降低膽固醇數值有顯著的效果，所以現在很多人都在食用。米爾頓老爺爺也是透過周圍朋友的介紹知道了這款營養素，並推薦給我的，雖然我個人沒有感到明顯效果，但在美國卻受到了極大多數人的推崇。

LDN 原本是治療毒品和酒精中毒患者時使用的那曲酮 naltrexone，以極少量的處方藥作為營養劑。在沒有副作用的情況下，它對感冒、過敏性大腸症候群、風濕病等自體免疫性疾病，多發性硬化症、慢性疲勞、HIV(人類免疫缺陷病毒) 合併症等有很大的緩解效果。並被稱作是「未來的營養補充劑」得到了極大多數人們的期待，可能過不了多久，它就會超越 Omega-3 成為最具人氣的營養補品。

另外，也可以繁殖出對大腸有益的細菌，對消化、吸收和排泄有幫助的益生菌，被發現對自體免疫系統健康也有著緊密的關係後，人氣也急劇飆升。

我起初服用了市面上銷售的膠囊型產品，但會有脹氣和積水的副作用，後來以自製優格和發酵蔬菜取而代之，攝取後明顯沒有了副作用。益生菌含有的好菌也被用在乳製品和發酵食品當中，所以我覺得沒有必要非得選擇營養補充品才行。

最好的營養補品和補藥就是「控制糖分計劃 2090」裡推薦的天然食材，以及親自烹調出的健康料理。

CHAPTER 4

「控制糖分計劃 2090」實戰階段

在過去的3年時間裡，我參考了很多專家們的著作和研究資料，整理出了我個人客製化的飲食療法，如今它已經成為了我生活中的一部分。因此這個計劃對我來講並不難，也不會複雜。但是，對於第1次嘗試的人來說，可能覺得會比佛教僧侶只能吃素還要辛苦。一位和我相處了快15年的編劇，曾經搖著頭說：「這個應該只有意志力非常強的人才能做到吧！」

但事實上有個祕密他不知道，就是如果實踐了這個飲食療法，反倒會有提升IQ的效果。如果實際查看有關控制糖分的飲食療法結果，會發現這個飲食療法可以降低阿茲海默症等，退化性精神疾病的發病率。

控制糖分減肥的好處

• • • • •

「好的」減肥法 V.S.「不好」的減肥法，最大的差異點在哪裡呢？

1. ☑ 不執著於「計算卡路里」。
2. ☑ 能吃的食物比不能吃的食物要多。
3. ☑ 是可以持續一輩子的生活方式。

「控制糖分計劃 2090」完全地符合了以上三點。明星們之間最具人氣的檸檬排毒法、丹麥式減肥法、1 日 1 餐等飲食療法，都是只能吃一種或限制幾種食物的減肥法，並且不會因人而異進行調整，只是強調可以吃一定的量或者極少量的食物。

「控制糖分計劃 2090」不會刻意勉強地去控制食物的卡路里和攝取量，因為它主要是透過降低不良碳水化合物攝取的糖分，使血糖調節到正常值，會令餐後饑餓感在不經意間消失，因此也會自然的控制食量。最近「1 日 1 食」和「間歇性斷食」成為最受矚目的減肥法，以我的情況來講，已經實踐「控制糖分計劃 2090」並好好吃早餐的話，一整天都不會覺得餓，即便做強度很大的運動，也會覺得比 20 幾歲時還要有活力，甚至體力已經練就成斷食 1、2 天也不會覺得不舒服的狀態了。

「控制糖分計劃2090」的3大黃金法則

1. 不良碳水化合物＝徹底調整糖分攝取！
2. 「空卡路里」食品＝不吃垃圾食品！
3. All or Nothing!＝若不能認真執行，還不如選擇放棄！

「空卡路里食品」是指空有高熱量，但沒有營養素的「垃圾食品」。像是麵包、零食、飲料等加工食品，還包括了辣炒年糕、泡麵、乾麵…等，外食的食物絕大部分都是空卡路里食品。這種食品的主要成分不是別的，正是充滿糖分的不良碳水化合物、起酥油和從植物性加工油脂獲取的劣質脂肪。因此減少攝取空卡路里食品，就等於是減少過度攝取糖分。以下，讓我們再來重新複習「控制糖分計劃2090」的核心概念。

3大營養素中的碳水化合物，是透過攝取食物轉換為葡萄糖，用以作身體新陳代謝所必須的能量。剩餘的則在胰島素荷爾蒙的作用下以糖原，即以乳糖的形態，儲存在肝臟與肌肉裡，待必要時用以作為能量來源。這樣的糖分作存能量使用燃燒成為代謝系統稱作「糖原分解glycogenolysis」。

攝取碳水化合物的量，若能得到控制，那麼用以作為能量來源的糖原量也會顯著地減少。這時，腦部才會下達命令，使身體儲存的脂肪主動開始運作，作為能量源來使用。這就是脂肪會消失的原因，不僅身體會健康，體型也會像施展了魔法一樣變窈窕。身體不消耗糖分而是消耗脂肪作為能量使用的代謝系統叫做「脂肪分解lipolysis」。利用此方法的代表性飲食療法正是「生酮飲食療法」。我們的身體呈現脂肪分解狀態時，肝臟開始分解脂肪，這時生成的副產品物質是酮體，酮體的數值被提高的狀態稱作生酮。

糖原分解和脂肪分解的差異

能量消耗系統	主要能量源
糖原分解	乳糖（糖原）
脂肪分解	脂肪

經過了 3 個階段的「控制糖分計劃 2090」，雖然在每個階段都有著程度上的差異，但卻是利用了以上兩種代謝系統的均衡飲食療法。所以用心在控制糖分，注重飲食習慣和生活方式，便可以在沒有副作用的情況下永遠持續下去。運動也是如此，若想在飲食療法上得到顯著效果，就要嚴格遵守制定的規則。若從一開始就馬馬虎虎地執行，那麼，會在還沒有見到成效之前，效率先會明顯降低，這都是我個人的經驗之談。大部分的專家指出，特別是把目標放在想要用飲食療法減輕體重的人，一旦停止再重來的反覆嘗試，會造成我們身體內部產生抗性，日後再想努力也不容易見到效果。因此，我們要在心中牢記「要就成功，不然就胖到底 All or nothing ！」

我的「控制糖分計劃 2090」經過了前面實驗階段，在表格中列舉出 5 類不可以攝取的食物。

控制糖分計劃 2090 的食材 5 大禁忌

1. 糖　　No sugar
2. 穀物　　No grain
3. 鹽　　No salt
4. 澱粉　　No starch
5. 魔鬼食物　　No devil's food（蛋糕、麵包、餅乾、糖果⋯⋯）

以控制每天攝取糖分的量為核心概念的「控制糖分計劃 2090」中最重要的一項，是禁止攝取砂糖等人工甜味劑。這裡提到是指市場銷售的甜味劑，會使體內吸收率提升，提高血糖，增加累積過剩脂肪，導致代謝症候群等問題的白砂糖、黑砂糖、蜂蜜、龍舌蘭糖漿、楓糖漿、糖稀、玉米糖稀、糖蜜和阿斯巴甜 aspartame 等，幾乎全部的人工甜味劑。

「控制糖分計劃 2090」中，可食用的甜味劑僅有甜菊糖 stevia、其次有羅漢果代糖 lakanto、木糖醇 xylitol、麥芽糖醇 maltitol 等，糖分和卡路里幾乎為零或是很低的，和從天然香草提取的濃縮物和「糖酒精」等種類。儘管不能吃白砂糖、蜂蜜、玉米糖漿，但這並不代表不能吃美味的甜點，所以不用因此而感到失望。僅利用甜菊糖這類產品也是可以做出和高級甜品店及餐廳一樣美味的料理。

糖，大家很容易理解，可是對於習慣吃米飯、麵食和麵包等作為主食的我們，如果不吃這些「穀物」的話能活下去嗎？聽到要禁止吃穀物製品，大部分的人都會反問道：「那要吃什麼過活啊？」在開始飲食療法前，我也是有著同樣的疑問，但開始了飲食療法以後也沒有出現不良症狀。大家可以透過自己下廚料理，或利用蔬菜及堅果類等取代精緻穀物的食材，也是可以做出好吃的主食，甚至還能做出壽司、披薩、蛋糕和餅乾等各式各樣的食物 (我將在第 5 章詳細介紹)。

在國內，隨著過敏性皮膚炎和過敏體質的人數增加，「無麩質 gluten free」食品的人氣也隨之提升了。但事實上，這些食物只是不使用麵粉，取而代之的使用豆粉和米粉等。也就是說，或許沒有了麵粉的麩質成分，但卻使用了其他可能引起副作用的食材。

相較之下，如果活用「控制糖分計劃 2090」的料理方法，即使去除了導致過敏原因的穀物、牛奶、大豆等食材也是可以做出完美的「無麩質 gluten free」、「無豆奶 soy free」料理，甚至可以進一步做出美味的「無乳製品 dairy free」食物。因此，即便不選擇嘗試「 控制糖分計劃 2090」的讀者，也是可以參考我整理出來的料理方法，從中獲得一些幫助的。

「控制糖分計劃 2090」食譜和糖、穀物一樣追求著基本的無鹽飲食。請記住，重點不是「低」鹽飲食，而是「無」鹽飲食。過度攝取破壞礦物質的精緻鹽分，容易誘發高血壓等各種成人疾病。它是很多慢性病的源頭，這一事實也已經被世人所知。特別是在以湯、醬和醃製食品為文化代表的東方人的餐桌上，鹽的攝取量已經遠遠超過了世界衛生組織建議的 1 日 5 公克攝取量，已經到了 1 日 12 公克攝取量的嚴重程度。最近在日本，政府發起了「輕鹽食」，每天攝取鹽量控制在 6 公克的運動。美國的「低鹽飲食療法」中，甚至將攝取量降低到了 1.5 ～ 2 公克。世界上大部分的食材本身就已經包含了鹽分，所以為了控制均衡的飲食，不必再另外添加鹽分，就已經可以自然地達到攝取量了。

「控制糖分計劃 2090」自主料理中不會出現一般料理中使用的鹽。但僅限於一部分烘培餅乾和麵包時，會使用極少的量。

「**控制糖分計劃 2090 的食材 5 大禁忌**」最後一項的魔鬼的食物是指，會有過敏反應的食物。不久前，我下定決心在巧克力工坊學習了 4 個月。雖然平時我並不怎麼喜歡吃巧克力，但想到或許會對「控制糖分計劃 2090」自主料理有些幫助，所以每週去上一堂課。但品質越好的巧克力，咖啡鹼等咖啡因成分越多，還包含了白砂糖、大豆卵磷脂和純可可粉，這些都會讓我覺得肚子脹氣、心跳加快和難以入眠。最後雖然付了很高的學費和投入了大量的時間，但巧克力對我來講就是魔鬼食物的代表。

每個人都會有不適合自己的食物，不適合是指自己的身體沒有辦法正常分解或消化該種食物的能力，所以我們要斬釘截鐵地斷絕它。最近學習的飲食療法中，讓我最感興趣的是彼得德戴蒙 Peter J. D'Adamo 博士的「血型減肥法」。

對於我們來說血型只不過是對照性格或是做些簡單心理測試的素材。事實上，ABO 血型並不是單純的遊戲，而是充滿了很多醫學信息在內的區分方法。根據彼得博士的研究，每個血型都存在外部抗原，特別是包含在食物細胞內的凝集素 lectin 蛋白質抗原，要尋找對該抗原有對的反應抗體形態，因此攝取符合自己血型的食物，才能讓身體的炎症和排斥反應降到最低，並維持健康。

血型	飲食建議
A型	避免攝取包含紅肉、飽和脂肪過多的乳製品、麵粉。應該多吃蔬菜、雜糧、魚肉、雞肉和堅果類等食物。
B型	最好選擇除了魚類和雞肉以外的肉類、穀物、蔬菜和乳製品中的優格。
O型	多吃肉類，避開麵粉食物。
AB型	應攝取以魚類、豆類和蔬菜及發酵食品。

因此，咖啡、牛奶、堅果類、酒、甲殼類和大豆等與自己不合的食物，被歸類為「魔鬼食物」，請放在禁止食用的表格中，為保護健康的身體，這是必須要做的功課。

第1階段
斷糖排毒 sugar detox

● ● ● ● ●

我每天的行程如下：

起床→洗手間→只穿內衣量體重、量腰圍→記錄→喝檸檬水→蛋白質早餐→記錄飲食日記→上班、家務等工作→午餐→記錄飲食日記→工作→晚餐（如果不餓可以不吃）、記錄飲食日記→休息、睡覺⇆4～5天反覆。

「控制糖分計劃2090」第1階段，最大的目標是透過「斷糖排毒」，讓身體的基本新陳代謝系統轉換成暫時的「酮症」狀態。進一步說明，是指讓身體處在禁糖狀態，從而讓儲存在身體已久，卻完全未經使用的脂肪轉換成能量的代謝系統。突然的禁糖並不會像突然停掉毒品的患者一樣陷入恐慌狀態，更不會出現身體顫抖等嚴重的症狀。但為了能在短時間內看到顯著的效果，則要忍耐使身體處在禁糖狀態，進而從長期以來的糖分中毒裡解脫出來，重新設定身體和心理。

有關酮症狀態的看法，專家們也是持有正反意見，但不論如何短時間內不會產生副作用。甚至在國外被稱作「生酮減肥法」的酮症飲食療法，數年間還被用於治療肝臟疾病、阿茲海默症和肌肉萎縮症等疾病。要想確認身體是否處在酮症狀態可以購買測試棒，透過尿液進行測試，但這並不是非做不可的事情。因為很難購買到測試棒，而且不一定要透過測試，只要知道體重減輕等狀態，就可以感受出來了。

我每天一起床，去完洗手間馬上測量體重成為了「控制糖分計劃2090」可以一直持續下去的主要動力，因此把測量體重做為日常習慣是有必要的。如果不是在減重的人很少會每天測量體重，但是如果養成了每天都測量體重的習慣，親眼確認降低的體重數字，便可以自然而然地對體重和食譜做出判斷並達到心理調節的效果。在我的指導下，已經減掉10公斤的丈夫也覺得「控制糖分計劃2090」最大的優點是體重機帶來的鼓勵。另一方面，在國外定義肥胖的標準，比起體重更注重的是腰圍，測量腰圍只要測量胸部與骨盆之間，最明顯的凹線部位就可以了。

「斷糖排毒」過程的重點

第一階段	執行要點	注意事項
特徵	進入酮症狀態 控制糖分量在 20 公克以下	服用腎臟疾病、痛風、 降血糖藥物的人禁用
期間	4 ～ 5 天 *	平均減重 1.5 ～ 2.5 公斤
主要日程	起床後馬上去洗手間 + 量體重 （喝水前測量體重）	測量體重時穿相同的內衣
運動	平日裡步行 20 ～ 30 分左右 根據狀態選擇是否運動	感覺體力下降時不要運動
身體變化	確認身體是否瘦了	會產生便祕和體力下降
注意事項	千萬不要勉強運動 不要吃會過敏的食物 皮膚出現斑點要馬上看醫生 不吃營養補品	不減少食量 若感到體力下降應馬上休息

* 如果是對咖啡因和乳糖敏感體質，最好控制在 2 天以內。

持續了數十年的糖原分解系統突然轉換成脂肪分解系統，身體會出現強烈的反應。持續觀察可以看出，大部分人在 4 ～ 5 天的第 1 階段不會出現異常狀況。但極少數的人會出現生酮減肥法副作用呈現的色素性癢疹，而且女性比男性更容易出現。因此敏感體質的人，若堅持 4 ～ 5 日酮症階段多少會有些勉強。所以根據平時個人身體判斷，如果對咖啡因和乳糖是敏感體質，就有必要拉長減輕體重的時間，最好將第 1 階段執行的天數縮短為 2 天以內。另外，如果腹部出現了類似斑點的色素性癢疹的徵兆，請馬上尋求專家們的幫助接受治療。大部分情況下，接受了治療很快便可以恢復，所以如果有初期狀況要盡快治好。

雖然是在極少數的情況下才會這樣，對於明知道會有這種副作用卻還在推薦酮症飲食療法的我，可能會讓人覺得無法理解。當然我也是經歷了非常痛苦的皮膚病折磨，但還是無法放棄的它原因是，從結果來看，得到的比失去的要多更多，加上若做好事前準備和掌握知識，也是可以避免副作用的產生，若出現此症狀也是可以在短期內治療好的。

一般情況下，處在酮症狀態 4 ～ 5 天便可以減掉 1.5 ～ 2.5 公斤。但是對於重度肥胖的人來講，胰島素抵抗性過強導致體重不容易下降。這種情況下，有專家推薦先開始「脂肪斷食飲食療法 fat fast diet」，然後再來進行酮症療法。以脂肪斷食飲食療法被世人知道的——凱克威克 Kekwick 博士的飲食療法，嚴格地控制每天食物攝取卡路里在 1000 大卡，在這當中 90% 要攝取脂肪，而且 1 週不能超過 4 ～ 5 天，主要由美乃滋、雞蛋、夏威夷豆和酸奶油等為主要食譜，這會令飢餓感減到最輕。建議攝取時，分成每天 5 次（200 大卡）。經過了脂肪斷食減肥法，身體處在酮症化後再進入第 2 階段，卡路里增加為 1200 大卡再進行 4 ～ 5 天後，便可以進入到限制碳水化合物的生酮減肥法了。因為我個人沒有親身經歷過這種方法，所以無法推薦。但在西方國家，已經出版了相當多的有關此方法的書籍和料理食譜，可以作為參考。

再者，如果你是自由工作者或是全職主婦倒沒什麼問題，但對於上班族來說，午餐和聚餐都要和其他人一起用餐，所以實踐起飲食療法會有些難度。我因為不太在乎別人想法，而且工作的地方也是充滿了尊重個性和自由的電視台，所以實踐飲食療法的時候，並沒有遇到什麼太大的阻礙。儘管如此，也不是悠然自得，完全隨心所欲的狀態，只要不過於顯眼就可以了。大型聚餐反而沒人注意，但小型聚餐時，我的行為總是看起來很奇怪，而且大家對於我吃的食物，總是議論紛紛，並提出各式各樣的問題。

因此，對於在一般公司工作的上班族而言，實踐「控制糖分計劃2090」一定會遇到許多阻礙。但請不要放棄！只要用心做事前準備，用些小技巧來執行飲食療法，只要不傷大雅，還是可以找到在職場裡執行的方法。以下，我提供「控制糖分計劃 2090」上班族實踐者的聚餐生存法則，僅供參考。

控制糖分實踐者的「聚餐生存 3 大法則」

1. 如果能決定用餐場合的聚會

第 1 階段的 5 天裡，因為只能攝取蛋白質和水分，所以要選擇肉類、海鮮類等蛋白質的餐廳。特別是外食的菜單當中，使用醬料和調味料的地方，要斷然地向服務生告知不用醬料和調味料。我在吃牛排的時候會要求不加鹽。對於用鹽提高鹹度的烤青花魚，我會詢問是否是新鮮的魚，還會拜託不要灑鹽。選擇幾家經常光顧的餐廳，即使不提出要求他們也會幫忙處理。所以比起選擇不同的餐廳，最好選擇經常去的餐廳。

2. 如果不能決定聚會場合

如果是前輩上司選擇的餐廳，會出現選擇危機。但堅決不要動搖，私下悄悄地拜託餐廳幫忙準備料理。對我來說，最辛苦的是去中國餐廳和韓式餐廳，所以這種時候會提早準備好鮪魚罐頭，水煮蛋等。取得大家的諒解，不去吃泡菜湯、麻辣火鍋和糖醋肉等料理，取而代之的盡量選擇煎蛋、魚肉餅、水煮肉或涼拌菜。

3. 應酬聚會的場合

大部分的聚餐，特別是晚上的聚餐總是會吃肉、生魚片或炸雞等蛋白質食物，這些料理基本符合了「控制糖分計劃 2090」的要求。但問題是酒！盡可能的在第 1 階段的 4 ～ 5 天裡不要喝酒，但條件不允許的情況下，配合蛋白質的酒菜可以喝些少量的燒酒、白蘭地或威士忌等糖分不高的蒸餾酒。但白酒、葡萄酒、米酒、覆盆子酒和清酒等水果和穀物釀製的發酵酒，則包含了糖分，所以盡量不要喝。我的體質對酒精和咖啡因的排解力非常低，所以幾乎不喝酒，但在不得已的情況下會喝些自己帶的威士忌。儘管如此，在第 1 階段還是盡量努力做到「絕對禁酒」！

「斷糖排毒」食物表

• • • • •

第 1 階段的核心是透過斷糖排毒，把我們身體原本的新陳代謝系統暫時轉換為酮症狀態。**因為要糖分排毒，所以每天糖分的攝取量絕對不可以超過 20 公克**。如果能充分地遵守，不暴飲暴食，就算不去複雜的計算也是可以自然而然地維持住這個數值的。但若要計算攝取食物的碳水化合物（糖分）的量時，就要在網路上查找營養成分表，升糖指數（GI），升糖負荷指數（GL）等做為參考了。

「升糖指數」（GI）指純粹葡萄糖指數以 100 來看，斷食 12 小時後，攝取某種特定食物的有效碳水化合物 50 公克，在 2 小時內根據血糖變化的曲線圖計算出數值，計算值越高代表攝取的碳水化物的血糖轉換速度越快，因此從結論上看相對應的食物應被歸類為紅色警戒食物。根據食物的不同，有效碳水化合物 50 公克的數值也會不同。

「斷糖排毒」食物表

第1階段	可吃食物（動物性蛋白質）	禁止食物	其他
食物	1. 肉類：牛、豬（去油） 2. 家禽類：雞、鴨（去油） 3. 卵類：雞蛋、鵪鶉蛋（蛋黃 5 個 /1 星期 以下） 4. 海鮮類、魚貝類 5. 脫脂牛奶、優格：1 杯、1 個 / 天以下 6. 油脂類：無鹽黃油、發酵黃油、橄欖油（少量） 7. 調味料、香料：胡椒粉、辣椒粉、稀釋醬油、黃芥末、綠芥末、香草、柴魚片等 8. 飲料：水、檸檬水 1.5 ～ 2 公升、香草茶 9. 酒：蒸餾酒（盡可能禁酒） 10. 加工食品：風乾食品（無調味肉乾等）、金槍魚、雞胸肉、海螺肉罐頭（植物性油醃製的食品去除油脂後食用） 11. 甜味料：甜菊糖、羅漢果代糖、麥芽糖醇、木糖醇	● 烤五花肉、烤腸、烤醬排骨、培根 ● 全部水果和果味優格 ● 魚板、香腸 ● 調味的肉乾、魷魚乾 ● 豆腐（可以少量） ● 辣椒醬、大醬 ● 植物性油、冰淇淋 ● 起酥油等加工油脂 ● 砂糖、蜂蜜、精緻糖、楓糖漿、玉米糖漿等加工甜味劑 ● 咖啡因飲料（血糖上升） ● 鹽、酒	● 檸檬 1/2 個擠汁加在熱水中飲用。（每天建議 2 公升） ● 加工食品要仔細閱讀標籤
料理	煎烤牛里肌肉、烤豬里肌肉、牛排、烤全雞（去皮，主要吃肉）、煎蛋、蒸蛋、醬鵪鶉蛋、烤青花魚、烤鮭魚、烤貝殼、涼拌蛤蜊（注意調味料）、涼拌魷魚、烤鮑魚、烤大蝦、涼拌海螺肉（注意調味料）、蒸龍蝦、水煮肉、生魚片、清燉雞、煎豆腐等	排骨湯、多油的韓牛、烤五花肉、炸雞、日本式醬魚、炸魷魚、巧克力牛奶、香蕉牛奶、健康飲品等	● 有油的食物要墊在吸油紙上食用 ● 香料盡可能少用 ● 推薦料理法：川燙、水煮

大部分的情況下，基本數值為「升糖指數」55，「升糖負荷指數」10，建議盡可能的避免攝取高出這個數值的食物。像這樣利用升糖指數和升糖負荷指數來區分：可吃食物與禁食食物的「升糖指數減肥法」，在西方被一般人所熟知並受到歡迎。但對於我們來說，除了健身教練和喜愛健身的人以外，一般人卻都不熟悉。如果是實踐「控制糖分計劃 2090」的朋友最好掌握升糖指數和升糖負荷指數的概念。用以區分什麼食物是對自己有益的，什麼食物是對自己有害的，制定以下 3 點基準。

❶ 糖分的量

❷ 碳水化合物的量

❸ 升糖指數或升糖負荷指數

以紐約牛排和水果優格作為例子。紐約牛排（150 公克），一般會誤認為這是會變胖的食物，但它的升糖指數是 0，總共 258 大卡中從碳水化合物獲得的卡路里和糖分標記為 0%。所以在第 1 階段，牛排這是最為理想的食物。相反的，被認為是健康減肥食品的水果優格產品，雖然只有巴掌的大小，但一個優格的糖分就有 11 公克了。第 1 階段，糖分建議每天總攝取量在 20 公克以下，只要吃一個就已經超過了一半，根據個人情況對乳糖的分解和消化不同，還會造成腹瀉等原因，因此這就無法成為建議攝取的食物了。

購買市售加工食品時，可以查看產品背後明確標記的營養成分和原料標籤，相對容易掌握食材基本訊息。儘管現階段會有所不足，但政府規定會越來越嚴格，大部分的產品還是有標記碳水化合物和糖分的量。而我主要是在美國網站 www.nutritiondata.self.com 查找有關食物的營養成分，一般民眾也可以至衛生署查詢。

另外，若想要一生使用「控制糖分計劃 2090」飲食療法，最好養成穿上圍裙下廚料理的習慣。結婚前，我也是盡可能的不進廚房，但結婚後不得不下廚，而且透過反覆烹調加強料理技巧，還擁有了自己的食譜。而且，親自買菜料理的優點還真是不少，根據美國某研究調查顯示，長壽的老人都會親自下廚料理食物，而且得失智症的比例也較低。電視也介紹過，學習外語對預防失智症有很大的幫助，那麼料理也是理性和感覺相伴的事情，甚至還能運用到整個身體，這樣看來親自下廚豈不是比學習外語更有效率，更充滿活力的活動。

透過自己料理可以減少吃到外食，也就是說可以減少攝取空卡路里和「隱藏糖分」的危險。「隱藏糖分」是指食材本身或者在料理的過程中，本身已經含有了大量的糖分，但外觀上卻無法識別，在不知不覺中攝取進體內導致我們生病的不良糖分。市面上銷售的絕大部分食物當中幾乎都隱藏著糖分，例如：番茄醬、BBQ 醬、沙拉醬和水果優格，甚至是罐頭、魷魚絲、水果乾、酵素醬菜、市售的小菜、辣椒醬、酒類等。

以辣椒醬來看，它被歸類在「控制糖分計劃 2090」禁止吃的食物列表當中，是因為辣椒醬當中包含了精緻麵粉、米粉還有糖等。如果喜歡吃辣的話，可以選擇用辣椒粉取代辣椒醬，或者是糖分相對較少的是拉差醬 (Sriracha) 和辣醬汁都會比較安全。此外，鮪魚罐頭這些食品中的醃製湯汁內，也含有了白砂糖、精緻鹽以及植物性油脂，所以一定要用水沖洗後再食用。

如果你想從無法辨認的食材和醬料醃製的加工食品，以及美食誘惑中解脫出來的話，就要努力從繁忙的日程中，抽出時間親手下廚。雖然，起初一定會覺得又麻煩又辛苦，但比起味道好吃，把重點放在健康飲食上，學幾道自己拿手的料理，也是很有滿足感的！

第 2 階段
無糖飲食 sugar-less

• • • • •

每天行程如下：

起床→洗手間→只穿內衣量體重、量腰圍→記錄→喝檸檬水→蛋白質＋蔬菜早餐→記錄飲食日記→上班、家務等工作→午餐→記錄飲食日記→工作→晚餐（如果不餓可以不吃）＋記錄飲食日記→休息、睡覺⇆（反覆）直到達成目標體重

第 1 階段的斷糖排毒完成後，某種程度來講已經開始習慣這樣的生活模式，但許多人仍會感到很辛苦。我丈夫雖然透過「控制糖分計劃 2090」減掉了 10 公斤，但他非常不喜歡吃酸的東西，所以喝檸檬水對他來說是最痛苦的，但當明白好處後，便可以堅持過去了。

我們的身體只有達到酸鹼值 (pH) 均衡時，才會維持正常的身體機能。pH0 ～ 14 中，把 pH7.0 看作中性的話，數值低於 7.0 屬於酸性，超過的屬於鹼性。水是最接近 pH7.0 的，相反大部分的穀物和肉類，以及加工肉類做出的食品都屬於酸性，大部分的蔬菜像檸檬一樣的柑橘、柳橙等水果都是鹼性食物的代表。

一般而言，人體酸鹼值維持在 pH7.35 ～ 7.45 左右的弱鹼性狀態是最為理想的，若破壞了此均衡，馬上就會出現異常的信號。最常見的有尿道

炎、關節炎和消化系統障礙等，是多種疾病與其有著緊密的關係。「控制糖分計劃 2090」食譜的主角是動物性蛋白質，大部分為酸性食物，特別是在不能攝取蔬菜的第 1 階段，身體偏酸性的機會非常高，因此才需要攝取鹼性高但又沒有糖分的檸檬水來均衡。

但不是所有的檸檬水都可以。「絕對」不能選擇市售的檸檬水，要喝家中親自做的檸檬水。在 1 ～ 2 杯煮開的熱水中加入半顆檸檬擠出來的檸檬汁即可。因為市面上賣的檸檬水裡一定加入了人工甜味劑。再者，每天攝取的檸檬量也不是越多越好，攝取適當的量才是關鍵。

如果說第1階段的核心是「斷糖排毒」，那麼第2階段則是確立「無糖」的階段，意思是極大限度的攝取「最少」的糖分，將不必要的糖分保持在「無狀態」的情況下。以下，第 2 階段與第 1 階段最大的不同在於蔬菜。

這 5 天當中只攝取動物性蛋白質，會使身體系統轉換為酮症狀態，達到減輕體重的效果。但只攝取動物性蛋白質會帶來缺乏膳食纖維、維生素和礦物質等營養素，所以在第 2 階段，嚴格控制糖分的同時，也需要充分地補充維生素及礦物質等營養素。此時，登場的主角就是相對糖分很低及營養素極高的豐富蔬菜。

無糖飲食計劃的重點

第二階段	執行要點	注意事項
特徵	糖分限制在 1 日 20 公克 供給維生素和礦物質等營養素	糖度高的蔬菜 盡量克制
目標體重	（BMI 正常範圍最低體重）～ （BMI 正常範圍最高體重減 5 公斤）	BMI= 體重（公斤）÷ 身高（㎡）
期間	達到目標體重	蛋白質：蛋白質 + 蔬菜 = 隔日進行
運動	步行、慢跑等簡單的有氧運動 簡單的肌肉運動（瑜伽、重量訓練）	依個人體力範圍內 不做過於勉強的運動
身體變化	持續變瘦（可能遇到停滯期）	注意產生便祕
注意事項	不過於減少吃的分量和卡路里	注意產生皮膚炎症等

第 1 階段開始後的第 3 天，就算平常討厭吃蔬菜的人也會想吃蔬菜。這幾年，以我親自體驗的結果來看，只吃蛋白質和攝取蛋白質加蔬菜的日子，會有著非常明顯的不同，那就是體力提升，也許這是蔬菜的作用。

從小食量就很大的我，在實踐「控制糖分計劃 2090」的過程中也沒有減少飲食分量。在電視台有定期聚會，女同事都蠻能吃的，而我屬於更能吃的，我一個人能吃 3 人份的牛排，這讓大家都很吃驚。雖然已經吃了很多，但比起吃 3 人份的牛排，吃 1 人份的牛排搭配一盤蔬菜會讓人覺得均衡，也更加有體力。這也是我親身體驗到的方法，雖然蔬菜看起來不怎麼起眼，但它裡面卻包含了很多優秀的功效。

開始第 2 階段，以**「蛋白質→蛋白質 + 蔬菜→蛋白質→蛋白質 + 蔬菜」**這樣的循環來攝取，食譜選擇的範圍會變大。但是和規定期限的第 1 階段不同的是，第 2 階段達到目標體重不知道需要多久的時間，所以有必要定下「目標體重」後，再持續不斷的堅持下去。

那麼自己的目標體重要如何計算呢？目標體重的設定基準有很多，在醫療機關衡量肥胖準則，多半以身高質量指數 (BMI) 來計算是最為常見。以我丈夫為例，實踐「控制糖分計劃 2090」前的體重是 88 公斤，身高是 181 公分。

丈夫的 BMI=88÷（1.81×1.81）=26.9（體重過重）

↓

← 以男性 BMI 正常範圍 18.5 ～ 24.9 為基準 →

正常 BMI 最低值 18.5，體重應該為 60.6 公斤

〔18.5×（1.81×1.81）〕

正常 BMI 最高值 24.9，體重應該為 81.9 公斤

〔24.9×（1.81×1.81）〕

↓

目標值 = 正常 BMI 最低值～（正常 BMI 最高值，減 5 公斤）

=60.6（約 61 公斤）～ 76.9 公斤（約 77 公斤）

※ 以上 BMI 計算方式為韓國標準。

正如上面所說，以本人的體重和身高為基準，在 BMI 正常範圍最低值和最高值減去 5 公斤之間設定目標值即可。最高值減去 5 公斤的理由是考慮到鹽分過度攝取會有水腫、經期不穩定的體重變化，以及運動後增長的肌肉重量。一般情況下，根據鹽分的攝取情況，每天會增加 1 ～ 1.5 公斤的體重。而且順利經過第 1、2 階段後，以健康的身體到第 3 階段做運

動時會很容易增加肌肉量，因此提早把可能增加的肌肉重量計算進去會比較好。

設定了目標體重後，只要兩天一次以蛋白質、蛋白質＋蔬菜，隔日式的食譜有毅力的堅持下去。雖然每個人的差異不同，但在實踐第2階段時，每天至少可以體驗到減重0.1公斤以上。當然根據荷爾蒙的變化、鹽分的攝取量和飲食量，有時也會體重稍稍上升或是幾個星期停留在停滯期。但此時千萬不要焦急不安，最好的方法是稍稍增加運動量或選擇兩天暫時回到實踐第1階段蛋白質的食譜。在第1階段盡可能的克制運動充分休息，但在第2階段建議多做步行和慢跑等有氧運動，因為攝取蔬菜明顯的增加體力。我的經驗是不用特意到健身房去健身，只要在公園、博物館或百貨公司等離家近的地方，或者近距離的路程選擇步行，把運動融入到日常生活當中，會得到更好的運動效果。

在第1階段主要以攝取蛋白質為主，所以依照個人體質可能會產生便祕。我在酮症初期階段的時候最感到為難的就是便祕了。但我的朋友和丈夫也是進行著一樣的飲食療法，但卻都沒有產生便祕問題，為什麼只有我這樣？但透過這件事，也讓我瞭解到，人的身體不是從工廠出產的商品，所以每個人都是有著各自特徵的，這也讓我對自己的身體產生了更大的關心和情感。

事實上，如果看到周圍的人，大家備受便祕煎熬，但卻不把這視為疾病的人也不計其數。學習飲食療法後，我意識到便祕是一定要治療的疾病，所以更加注意要透過怎樣的方法，可以不用藥物和誘導排便的食物來自然而然的達到排便的功效。最近在看美國專家的書中看到，人體正常運作時，每天排便的次數應在2次，這麼看來很多人都處在有著輕微便祕的狀態。

強調水果排毒和斷食的德國學者 Arnold Ehret 博士也提出了，所有的病因都是來自人體累積的沉澱物，因此便祕可以視為健康最重要的指標。

從第 2 階段起可以充分地攝取蔬菜，所以不會產生太大的問題。但最初的 5 天裡，由於只攝取了蛋白質，缺少膳食纖維和油水，容易產生的便祕，直到第 2 階段初期也會像「多米諾骨牌」[1] 效應一樣持續下去。我一開始執行杜康減肥法的第 3 天出現了便祕。現在我透過正確的飲食療法和秘方使得便祕徹底消失，這秘方正是亞麻籽粉和括約肌運動 [2]。

實踐「控制糖分計劃 2090」的過程中，最常用到的食材—亞麻籽粉，它含有大量的 Omega-3 脂肪酸和膳食纖維。這是在西方國家很受歡迎的「超級食品」。由於亞麻籽容易受到溫度和光照的影響，所以保存日期和保管方法要特別注意，此外要在絕對可以信賴的商家購買。

下頁的表格是我食用亞麻籽粉的營養成分分析表。標記了每天 2 湯匙的亞麻籽粉裡含有的主要營養素的量（公克）和以 2000 大卡食譜為基準的一日建議量相對比例（%）。一眼便可以看出它是「控制糖分計劃 2090」中對身體有益的食物。特別是與膳食纖維、Omega-3：Omega-6 脂肪酸的比例，更加可以看出它在「控制糖分計劃 2090」是最為理想食材的優點了。

亞麻籽不僅對便祕，還對過敏性大腸症候群、心血管疾病、預防骨質疏鬆症、調整膽固醇指數、緩解高血壓、預防乳腺癌和強化身體機能等更

1 1849年8月16日，一位名叫多米諾的義大利傳教士為了讓更多的人玩骨牌，製作了大量的木製骨牌，併發明瞭各種的玩法。不久，木製骨牌就迅速地在義大利及整個歐洲傳播，就把這種骨牌遊戲命名為「多米諾」。在一個相互聯繫的系統中，一個很小的初始能量就可能產生一連串的連鎖反應，人們就把它們稱為「多米諾骨牌效應」。

2 括約肌運動，又稱提肛運動。

多方面的疾病有著很好的效果。把亞麻籽磨成粉，每天加 2 湯匙在牛奶裡飲用，不知不覺中便祕就消失了。更讓人覺得驚奇的是，就算間隔相當長的時間再食用，也是很快就可以看到效果的。只是在集中減輕體重的第 1、2 階段禁止食用亞麻籽。所以，建議在第 3 階段沒有副作用跡象的情況下適量食用，對於敏感體質的人可能會出現腹脹和腹瀉等症狀，有在服用降血糖劑、妄想症、血液稀釋劑等藥物的患者，一定要和醫生進行事前諮詢後再選擇食用亞麻籽。

亞麻籽粉（2 匙 =15 公克）的營養成分分析表

營養素	含有量（一日建議攝取量對比%）
脂肪	6 公克（9%）
飽和脂肪	0 公克（0%）
碳水化合物	5 公克（16%）
膳食纖維	4 公克（16%）
糖分	1 公克
蛋白質	3 公克（6%）
鈣	35 毫克（4%）
Omega-3 脂肪酸	3 公克
Omega-6 脂肪酸	1 公克

和亞麻籽情況不同的是，「括約肌運動」是在第 1 階段可以用來解決便祕。我從小就聽說括約肌運動對健康有益，但卻沒有持續做過。

當我在尋找治療便祕的方法時看到了這項運動，我每天睡前起床後各做 500 次，很快就看到了顯著的效果。如果 500 次覺得很難做到，開始的時候 10 次做 3 組，早晚或者睡前和起床後都可以。只要做上幾次就會覺得肚子裡彷彿在蠕動，很快就可以開心地去廁所解放。我的便祕總是發生在出國長時間的飛行，或是長時間處於站立工作的時候，這種情況下便祕會更加嚴重。此時要有意識地更加勤奮地做括約肌運動，才能得到好的結果。

雖然是極少數的情況，但如果以上 2 種方法都沒有用的話，還可到藥局購買灌腸劑服用，但這是最終手段一定要留在最後。

減肥和皮膚炎共存是因為原本的新陳代謝體質急速地轉換，使得免疫力暫時下降，身體對此做出最敏感反應的，就是皮膚。我在進行生酮減肥法時，雖然得到了比預想更好的結果，但也出乎預料地得了皮膚炎。因此在急速改變減肥食譜時，若有了皮膚炎症狀的徵兆，建議參考下列事項，沉著迅速地做出應對。

1. 飲食療法開始初期，絕對不要食用平時會有敏感反應的食物（如：咖啡、甲殼類、營養品等）。
2. 若發現皮膚炎的徵兆，要馬上接受醫師的診治。
3. 確診病名後，遵照處方盡快地在短期內恢復過來。
4. 比起韓方療法[3]更建議接受西方治療法。
5. 盡量不要穿摩擦大的衣服並且避免運動。
6. 注意不要讓皮膚暴露在溫度高的地方和陽光下。
7. 用溫水和泡沫洗澡，盡可能的在短時間內結束。

3 可以看作中醫療法。

「無糖飲食」食物表

• • • • •

第 2 階段的食譜中會用到怎樣的食材呢？放眼望去「控制糖分計劃 2090」第 2 階段的食譜竟會有種飯店自助餐的感覺。只不過是在第 1 階段的蛋白質基礎上增加蔬菜和海藻類罷了，竟然會變得如此豐盛！但也不是所有的蔬菜都可以安心攝取，如果隨意地吃也會因為糖分攝取過多，而遇到停滯期或導致體重上升。

蔬菜的選擇其實很簡單，一般白色和綠色冷色系蔬菜的糖分含量，要比黃色和紅色暖色系蔬菜要低。若是無法分辨的話，可以透過之前介紹的食品營養分析表查找糖分含量、升糖指數和升糖負荷指數做為參考。

「無糖飲食」食物表

第二階段	允許食物	禁止食物	其他
食物	1. 肉類：第 1 階段肉類 + 低脂火腿 2. 海鮮 / 魚貝類：與第 1 階段相同 3. 蛋類：與第 1 階段相同（蛋黃每天 1 顆以下） ● 牛奶，乳製品類：與第一階段相同 ● 蔬菜類：冷色系蔬菜為主（蔥、洋蔥、蒜等）、暖色系蔬菜（南瓜、彩椒、番茄等）、蘑菇類、蒟蒻、藕等 ● 海藻類：海帶、海苔、鹿尾菜、鹿角菜等（注意鹽分） ● 油脂類：與第一階段相同 ● 調味劑、香料：與第一階段相同 ● 飲料：第一階段 + 蔬菜汁、咖啡（少量） ● 酒類：燒酒、白蘭地、威士忌等蒸餾酒，每週 2 次以下少量 ● 加工食品：第一階段 + 蔬菜罐頭（若是調味過的一定要清洗） ● 甜味劑：與第 1 階段相同	● 豆腐、豆奶、豆沙餡、綠豆芽等豆類 ● 全部水果 ● 玉米、馬鈴薯，番薯等澱粉蔬菜、紅蘿蔔、甜菜等高糖分蔬菜 ● 鹽、辣椒醬、大醬 ● 砂糖、蜂蜜、精緻糖、龍舌蘭糖漿、楓糖漿、玉米糖漿等精製加工甜味劑	● 洋蔥、大蒜，注意糖分 ● 酒類在第 2 階段也盡可能的克制 ● 暖色蔬菜，球根類少量攝取 ● 蔬菜汁因為是固體物榨汁難以估量，所以要注意適當攝取
料理（例）	「控制糖分計劃」第 1 階段料理 + 青菜炒牛肉、蔬菜雞肉串、菠菜煎蛋捲、南瓜湯、蔬菜汁、海帶湯、各種野菜、牛肉蘿蔔湯、大蝦西芹沙拉、蔥餅（無麵粉）、蔬菜派等	第 1 階段不可以攝取的料理 + 豆腐料理、醬馬鈴薯，蒸番薯、紅蘿蔔汁、醬排骨、大腸火鍋、辣椒醬泡菜湯等	● 推薦料理法：川燙，水煮

馬鈴薯的營養分析比較表

	碳水化物	糖分	澱粉	升糖負荷指數
馬鈴薯（100 公克）	21.2 公克	1.2 公克	1.2 公克	13
白麵包（100 公克）	50.6 公克	4.3 公克	1.2 公克	30
糙米飯（100 公克）	23 公克	0.4 公克	極少量	22

看了前面的表格就會知道，雖然馬鈴薯的礦物質含量很高，但糖分澱粉的比例也很高，升糖負荷指數已經達到了 13（可參考 P.125 表格），因此在「控制糖分計劃 2090」食譜裡，馬鈴薯成為了不受歡迎的蔬菜。既然是蔬菜又像馬鈴薯一樣歸類為警戒食物的還有甜菜和紅蘿蔔等。專家們對此意見各有不同，查看了兩方的意見後我覺得應該採取多數的意見。

另一方面，我們攝取的食物在身體裡燃燒消化後留下沉澱物，這些沉澱物根據食物原料所擁有的性質呈現酸性或鹼性。這樣的物質會殘留在血管唾液中，使得我們的身體顯現酸性或鹼性，最為理想的均衡是 pH7.35 ～ 7.45，即弱鹼性。下面的表格主要標記了食品類的酸性和鹼性，對我們有益的大部分食物分類為鹼性，牛肉、魚和雞蛋等少有的酸性食品也包含其中，所以建議在攝取這類食物時要搭配檸檬、甜菊和蔬菜等鹼性食物。

主要食品的鹼性 / 酸性度

	鹼性（擴充，膨脹）	酸性（收縮）
食品	● 強鹼性：檸檬、甜菊、菠菜、黃瓜、萵苣、葡萄柚、蘆筍、香草、橄欖油 ● 中鹼性：蘋果、奇異果、藍莓、南瓜、杏仁、綠茶 ● 弱鹼性：柳橙、香蕉、鳳梨、酪梨、番茄、高麗菜、豆腐、藜麥	● 強酸性：牛肉、人工調味劑、巧克力、花生、核桃、麵粉、零食、起司、冰淇淋、碳酸飲料 ● 中酸性：白砂糖、黑砂糖、馬鈴薯、核桃、雞肉、牛奶、咖啡 ● 弱酸性：魚、雞蛋、奶油、優格

常見食品含糖量表

名稱	含糖量(公克)	名稱	含糖量(公克)
白飯	36.8	**黃豆粉**	16.1
年糕	49.5	**蜂蜜**	79.7
吐司	44.4	**高麗菜**	3.4
法國麵包	54.8	**洋蔥**	7.2
紅豆麵包	47.5	**竹筍**	2.2
烏龍麵	20.8	**菠菜**	0.3
義大利麵	26.9	**豆芽菜**	1.3
冬粉	80.9	**花椰菜**	1.9
米粉	79.0	**四季豆**	2.7
洋芋片	50.5	**草莓**	7.1
仙貝	85.7	**柳橙**	9
銅鑼燒	55.4	**香蕉**	21.4
蜂蜜蛋糕	62.6	**絹豆腐**	1.7
御飯糰	73.2	**木棉豆腐**	1.2
爆米花	50.3	**豆奶**	2.9
草莓蛋糕	46.5	**葡萄乾**	76.6
甜甜圈	59.1	**無花果乾**	65.2

* 食物以 100 公克為單位

如何挑選優質的油和糖？

• • • • •

「控制糖分計劃 2090」中，可以使用的料理油為優質的無鹽奶油、發酵奶油和精緻印度淨化奶油 (ghee) 以及橄欖油。當然根據情況也可以選擇使用椰子油、亞麻籽油和核桃油等，但還是建議大家多使用前面提到的優質油脂。

精緻印度奶油是原本在印度等地一直使用的油脂，燃點比一般奶油高，適用於炸、炒等料理。因被發現有降低膽固醇的效果，所以在美國受到了人們的喜愛。它比一般奶油的臭味要強，原本質感很稀釋，因此烘培餅乾和麵包的失敗率也相對較高，但特有的風味和柔軟的質感及燃點高等優點，使得在料理時不容易燒焦食物和不黏鍋，這也是我個人在料理時偏好使用的一款奶油。

但不管是多麼優質的油品還是要慎重，不要過度攝取才好。特別是東方人家庭料理中，幾乎都會使用的玉米油、大豆油、葵花籽油、芝麻油等植物性加工油脂，從「脂肪酸的構成成分」上看它們對健康沒有任何好處，所以西方的專家們建議不要使用，或請極少量的使用這些油脂。最近，以美國為中心開始流行起使用體內儲存率低，並還可以馬上轉換成能量，含有大量中鍊脂肪酸 medium chain 的椰子油。但它的不飽和脂肪酸含油量也是不容忽視的，所以攝取過量也是對身體無益。

另一方面，「控制糖分計劃 2090」的第 1 階段只要持續 5 天的時間，所以就算是喜歡吃甜食的人也是可以忍耐的。但是在需要長期堅持的第 2 階段裡，要徹底放棄甜食是絕對不可能的事情，偶爾也會被「吃一口砂糖做的甜點也不行嗎？至少 1 個星期吃 1 次，或者 1 個月吃 1 次？」這樣的誘惑襲擊。但答案是「絕對，絕對，絕對不可以！」等到第 3 階段，可以開始自由吃的時候，1 個星期 1 ～ 2 次可以品嚐人氣甜品店的冰淇淋或是小蛋糕，但在第 2 階段未達到目標以前最好不要吃。

理由其實很簡單，白砂糖（100 公克）糖分是 99.9 公克，升糖負荷指數足足有 70。再者，它會妨礙攝取礦物質鈣和鎂，是誘發鎘（Cr）不足症、肥胖、過敏、蛀牙、關節炎、生理痛、腎臟結石等疾病的主因，攝取的越多會越刺激腦部的特定部位，會和毒品上癮一樣。所以在「控制糖分計劃 2090」的食譜裡一定要將它驅逐出去。不僅僅是白砂糖，常被誤以為是健康食品的龍舌蘭糖漿、楓糖漿、蜂蜜，以及最近政府機關發出警示的玉米糖漿和糖精也都是「控制糖分計劃 2090」食譜中，首位要被剔除的甜味劑。下面是常見的市售甜味劑和醬料所含糖分的量：

市售常見的甜味劑及醬汁所包含的糖分量

白砂糖	黑砂糖	蜂蜜	龍舌蘭糖漿	玉米糖漿	楓糖漿
公克 /1 大匙	8	6	17	16	6

番茄醬	美乃滋	蜂蜜芥末醬	照燒醬	義大利麵用番茄醬	BBQ醬	義大利麵用奶油醬
4	1	3.5	7.5	6.5（1/2 杯）	4.5	1（1/2 杯）

如果說這一輩子都要放棄甜食，我想我的「控制糖分計劃 2090」也不可能堅持到今天。與其說喜歡吃甜食，不如說更偏愛乳製品的我，在無法攝取一般甜味劑的情況下開始尋找起了可以取代它的食材。

此時，就像是救世主一樣登場的可食糖三劍客：甜菊糖、羅漢果代糖和木糖醇。首先在「控制糖分計劃 2090」食譜中公認的甜味劑女王正是甜菊糖。數千年前，南美原住民開始使用的甜菊糖是 100% 天然香草濃縮出的甜味劑，它的卡路里和糖分實際上等於零，又有很強的鹼性，對預防蛀牙也有著很好的效果。日本人把甜菊香草開發成粉末和液態形態。它沒有像是阿斯巴糖和蔗糖素一樣的人工甜味劑的副作用，近幾年也開始大量種植。如果這世界上不存在甜菊糖的話，我的飲食療法料理將會失色不少，也很難實踐。我透過網站 (www.iherb.com) 找到經過驗證的廠商購買和使用甜菊糖，根據廠商的不同，味道多少會有些差異。

甜菊糖用在乳製品、水果、飲料時，味道和料理方法都很適合。因為具有耐熱度，所以在烘培餅乾或是做甜點的時候也可以使用，但是它有別於白砂糖，本身沒有膨脹的性質，所以在烘培餅乾和麵包時，失敗率會非常高。

和甜菊糖一樣要推薦的是另一種 100% 天然甜味劑，由日本開發的羅漢果代糖。由於日本料理幾乎都會用到砂糖或味醂，這和主要以鹽和醬油的中華料理不同。所以即使被譽為健康長壽國的日本，也存在著大量的糖尿病患者或潛伏期的患者，人數已經快要高達 2,300 萬人了。在日本隨處可見的法國甜品店，這足以看出日本人不論年女老少都很愛吃蛋糕、麵包、冰品、巧克力和糖果等食物。

羅漢果的栽培條件非常嚴苛，在中國桂林地區設立專門的栽培場，以少量生產的羅漢果代糖是名為「羅漢」果實的高濃縮汁液，主要成分是糖酒精的一種「赤藻糖醇 erythritol」。原產地在中國廣西地區的羅漢果代糖自古以來就被譽為「長壽果實」，據說就算是地位顯赫的王族也很難吃到這種的食物。

白砂糖和天然甜味劑比較

1g	白砂糖	甜菊糖	羅漢果代糖	木糖醇
卡路里（大卡）	4	0	0.2	2.4
糖分（公克）	1	0	0	0
糖度（%）	100	1200	80	100
升糖負荷指數	28	0	0	8
副作用（過多時）	代謝症候群、糖尿病等	X	X	腹部脹氣、腹瀉
主要用途	全部	一般料理、飲料、甜品、烘培餅乾、蛋糕	一般料理、飲料、甜品、烘培餅乾、蛋糕	一般料理[illegible]飲料、甜[illegible]烘培餅乾、[illegible]糕

糖分在發酵的過程中產生的糖酒精，是指保有糖的甜味，但卡路里[illegible]糖分含量實際上近乎為零，長期以來取代白砂糖的用途流傳至今。特別是用在糖尿病患者的食譜上。糖酒精分為很多種類，形態近似於白砂糖，大量被知道和使用的有木糖醇、麥芽糖醇、山梨糖醇和赤藻糖醇等。像這樣糖酒精的名稱在市面上的加工品包裝標籤背面都是可以看得到的。它們取

代砂糖成為糖尿病患者使用甜味劑的最大原因是其本身具有了甜味，而且能透過血管吸收和排出糖分的量，卡路里較低，從血糖上升層面來看更加有利，還不會產生蛀牙。特別是赤藻糖醇，它與其他糖酒精所不同的是，在小腸被完全吸收後，不是透過血管排出，而是經由尿液排出，所以實質上的糖分幾乎等於零。羅漢果代糖備受歡迎的原因也在於含有了赤藻糖醇的主要成分。

羅漢果代糖因為原料稀少，所以價格會高於甜菊糖。這可能會對購買者造成壓力，但它沒有苦澀的味道，可以用於一般料理和烘培等。但和甜菊糖一樣，烘培麵包時，因為保濕作用不會產生膨脹的效果，這多少也會為烘培帶來難度，所以不建議用於烘培料理。這些幾乎糖分為零，卡路里為零的天然甜味劑，絕對是必備的產品，請務必準備好。

第 3 階段——無糖 2090

● ● ● ● ●

我每天的行程如下：

起床→洗手間→只穿內衣量體重、量腰圍→記錄→喝檸檬水→早餐→記錄飲食日記→上班、家務等→午餐→記錄飲食日記→工作→晚餐（如果不餓可以不吃）+ 記錄飲食日記→休息、睡覺

第 1 階段「斷糖排毒」5 天，第 2 階段的「無糖飲食」進行到達到目標體重為止，最後的第 3 階段只要本人有意識便可以持續「一輩子」。第 3 階段的標語定為「 無糖 2090」的理由是，如果每天的糖分攝取量限制在 20 公克，那麼直到 90 歲還是可以像青年一樣健康的生活，並且希望可以把這種信念再一次的牢記在心底。

當然 1 日 20 公克的糖分攝取量和專業醫療機構的建議攝取量相比是非常低的。事實上幾年前，控制糖質的飲食療法在日本流行期間，醫師協會提出建議每天攝取 50 公克以上的糖分，並對該飲食療法提出了質疑。並且前面提到過的根據代謝形態，碳水化合物的類別，若攝取的糖分限制在 20 公克的話，反而可能會生病。而某女子偶像團體的 A 成員，吃披薩的時候會把兩塊比薩重疊在一起吃，而且從來不忌口。這和她身材的曲線

及纖細的腰完全不成正比，她的體質是不管吃多少人工的碳水化合物都不會發胖，但是像這種特殊的體質真的不常見。

這時，我想一定會有人想要把書丟在一邊，並質疑「哪裡有一輩子的減肥法啊？怎麼可能！」即使有這種批判的可能性，我還是主張可以持續一生的理由，在於「控制糖分計劃 2090」的基本觀念和試驗。**因為減肥等於生活方式，以改變飲食為中心，時間管理、自主料理、運動以及人際關係等都會發生全面性的改變**，而且我相信如果不做出改變「控制糖分計劃 2090」等於是未完成的。

禁止殺生的宗教信仰和素食主義連接的佛教飲食療法，在保護動物的使命下拒絕攝取動物性食品的西方素食主義者，在摩西的教導下不吃豬蝦等「不潔」食物的猶太人。對於這些人來講，飲食療法和生活方式就像針與線是有著緊密關係的。況且，除了限制的幾種食物以外，還是有很多可以吃的食物，而且還是可以治療身體疾病的飲食療法，為什麼堅持了幾個月、幾年後就想要放棄呢？就當作把醫療費投資在購買好的食材上，實踐「控制糖分計劃 2090」推薦的食譜，一生都會得到好的收穫的。

第 3 階段「無糖 2090」的重點

第3階段	執行要點	注意事項
特徵	糖分：限制碳水化合物量	糖分：碳水化合物 =20：120，20：150，20：180 選擇
目標體重	維持第 2 階段的目標體重	若體重上升，回到第 1、2 階段的食譜
期間	一輩子	自由判斷 / 自己承擔結果
運動	有氧運動 3～4 次 / 星期 肌肉運動 2～3 次 / 星期	根據體力選擇運動項目

注意事項	不要過於控制食量和卡路里 可以攝取基本營養劑 自己料理	持續調節心理 全面改善生活方式

經過了第 1、2 階段，不刻意地去計算糖分和碳水化合物的量（公克）的理由是，因為蛋白質和蔬菜（白色和綠色的冷色系）所包含的糖分和碳水化合物的量很低。但是第 3 階段進入「無糖 2090」起，要開始注意糖分和碳水化合物分量了。從這個階段開始，蛋白質、蔬菜以外還加入了堅果類、水果、黑巧克力和起司等食品。更進一步的，也因為可以有限制次數的吃市售的加工食品和自由選擇的食品。

當然，如果沒有計劃性的，無節制的吃下去，過度攝取不良碳水化合物和糖分，身體一定會再次出現問題。長時間堅持下來的「控制糖分計劃 2090」生活方式，將會像沙上樓房一樣瞬間崩塌，這會帶來比開始飲食療法前更嚴重的副作用。

根據調查機構和人種及性別的不同或許會有所差異，但一般來說人類生存所必須的碳水化合物最少的攝取量為 1 日 20 公克左右，建議日常生活中的攝取量為 150 公克左右。因此把「碳水化合物＝糖分＋膳食纖維」的公式放在心中，透過「控制糖分計劃 2090」第 1、2 階段達到的目標體重，將糖分 1 日 20 公克，碳水化合物 1 日 150 公克作為基準設定食譜，這都是維持理想體重和健康所必要的。

第 3 階段的糖分 20 公克和碳水化物 150 公克的公式，又分為 3 種類型，在決定選用哪種類型以前，先做下頁的測試吧。

起初，就算你是選擇要求嚴格的類型①，但經過時間拉長漸漸對控制糖分有了自制力，對身心也產生自信心，也是可以在第 3 階段裡更換類型②或類型③。

第 3 階段個人食譜類型選擇測試

問題	O	X
我有（過）高血糖。		
我有（過）高血壓。		
我有（過）高脂血症。		
我有（過）長期疲累的症狀。		
超級想吃米飯、麵包和麵。		
吃過米飯、麵包和麵後會有空腹感。		
曾經有過超重 5 公斤的經驗。		
喜歡吃水果和甜品。		
一吃就胖的體質。		
有偏食、暴飲暴食的傾向。		
有便祕、腹瀉、大腸過敏症狀。		
有喜歡用做菜減壓的傾向。		

測試結果：

O：7 ～ 12 個→類型①（糖分：碳水化物 =20g：120g）

O：4 ～ 6 個→類型②（糖分：碳水化物 =20g：150g）

O：0 ～ 3 個→類型③（糖分：碳水化物 =20g：180g）

類型①是為了那些雖然成功的結束了第 1、2 階段，但心靈和肉體都尚未從糖分和碳水化合物中，徹底解放的實踐者而設置的。這種類型的人屬於只要下定決心，在執行飲食療法期間是沒有問題的，但若稍稍放鬆下來便會陷入到大吃大喝的誘惑中。雖然沒有必要一輩子都處在類型①，但有必要透過嚴格的控制糖分和碳水化合物的攝取量漸漸達到適應狀態。在類型①裡除了第 2 階段可以食用的食物以外加入了水果、起司和堅果類，重點是要確認糖分並適當的攝取，但也不需要每天都攝取。

「無糖 2090」類型①

	星期一	星期二	星期三	星期四	星期五	星期六	星期日
基本食譜	第 3 階段	第 3 階段	第 3 階段	第 1 階段	第 3 階段	第 3 階段	排毒
添加事項	第 2 階段 + 水果、乳製品堅果類	相同	相同	×	相同	相同	檸檬水、綠色果汁、綠色奶昔
運動	有氧、肌力	有氧、肌力	有氧、肌力	有氧或休息	有氧、肌力	有氧、肌力	散步或休息

* **第 1 ～ 3 階段同樣不允許吃的食物：**精緻加工品、人工甜味劑、穀物、澱粉、鹽。

* **水果：**推薦草莓、蘋果、檸檬、奇異果、葡萄柚，1 日攝取量蘋果普通大小半顆，草莓 1 杯，奇異果少於 2 個。

* **乳製品：**起司 1 日攝取少於 40 公克 = 以切片起司一張（20 公克）基準 2 張，比起瑞可達、馬蘇里拉等軟質起司，更推薦葛瑞爾和帕瑪森等半硬質或硬質起司。鮮奶油、酸奶油、奶油等乳製品要確認脂肪量，選擇優質產品，並適量攝取。

* **堅果類：**推薦杏仁、核桃 、松子和花生，根據脂肪成分和消化率，以及考慮過敏可能，盡可能克制 不要超過 1 日 25 公克，要特別注意。

* **其他：**添加食物的意思是允許食用，但並不意味著每天都要義務性的去攝取或大量的攝取。

* 水果、乳製品、堅果類含有糖分和脂肪，因此屬於敏感食物，一定要合理攝取適當的量，養成習慣這點非常重要。

最後，每週至少要有 1 天讓胃和腎臟等身體器官得到休息，因此選擇檸檬水、綠色果汁或綠色奶昔、香草茶等流質食物進行排毒。但是，綠色果汁或綠色奶昔，不要使用紅蘿蔔或番茄等暖色系蔬菜，或香蕉、鳳梨、芒果等熱帶水果。應選用黃瓜、西芹、捲心菜、菠菜、蘆筍、荷蘭芹等冷色系蔬菜，或含糖量低的檸檬、葡萄柚、酪梨、蘋果，草莓等。重點是果汁或奶昔內絕對不可以加入市售的人工砂糖、蜂蜜、楓糖漿等甜味劑。一般提到奶昔便會聯想到「禪食」[1]，加入各種穀物製成的禪食奶昔是絕對不可以喝的。

「無糖 2090」類型②

	星期一	星期二	星期三	星期四	星期五	星期六	星期日
基本食譜	第 3 階段	第 3 階段	第 3 階段	第 1 階段	第 3 階段	第 3 階段	排毒
添加事項	第 2 階段 + 水果 / 乳製品 堅果類	相同	相同	×	相同	自由吃 （1 次）	檸檬水、 綠色果汁、 綠色奶昔
運動	有氧、 肌力	有氧、 肌力	有氧、肌 力	有氧 或 休息	有氧、 肌力	有氧、 肌力	散步或休息

* 水果、乳製品、堅果類：與類型①基準相同，只有碳水化物的量增加到了 150g。

類型②適用於成功完成了第 1、2 階段，沒有糖分中毒性復發的危險，順利過渡到第 3 階段的實踐者們。攝取水果、乳製品、堅果類和進行排毒時，皆與類型①的基準相同。同樣的糖分的量要控制在 20 公克，不同的是碳水化合物的量增加到了 150 公克，實際上是把糖分幾乎為零的食物攝取量加大了。

舉個例子，在類型①裡酪梨（糖分：碳水化物 =0：12）可以吃一個，那麼在類型②裡便可以吃兩個。菠菜（糖分：碳水化物 =0：1）原本可以吃 1 杯的量，在這裡則可以增加至 3 杯的量。

另外在類型②裡，1 個星期可以選擇 1 餐吃些自己喜歡吃的食物，可以比較自由。事實上，如果好好適應「控制糖分計劃 2090」的狀態，身體和心靈其實已經不那麼期待一般飲食了。儘管如此，還是需要設定一餐為自由吃的理由，是因為人類終歸是社會性的動物，飲食療法雖然是把健康放在首位，但偶爾的聚餐和聚會也是為了維繫人際關係，這種情況下是需要以食物進行社交的。

一般自由吃的情況，單品菜色也好，自助餐也好，糖分過多的食物和飲品請注意不要攝取過量。如果不經意間攝取了過量的糖分，那麼建議在隔日將糖分的攝取量遞減。

再一次強調的是，一般自由選擇食物的時候，選擇吃什麼雖然是自由，但也不能過度放任自己，剉冰要最大份的，鮮奶油蛋糕可以吃掉一整份，暴飲暴食，這都是不可以的。以我為例，我會在鮮奶油蛋糕和比薩中只選擇一種想吃的食物。如果是吃自助餐，我會提前在心中設定好攝取的糖分量，同樣種類的食物不會多吃一盤以上，這都是我設定的原則。

在不僅達到了目標體重，而且完全從糖分和碳水化合物中毒中解放出來的實踐者們，可以選擇類型③。在這個類型裡，有別於其它類型的是：一個星期當中，自由吃的次數增加到了 1 次～ 2 次。

1　禪食，是韓國的一種傳統健康食品，原本是給和尚在修行時補充營養。以大豆、 糙米、芝麻、堅果等穀類為基底，加上海苔、海帶等海藻類或蔬菜的粉末混合而成，可泡在水、牛奶或豆漿裡，取代早餐或點心。

「無糖 2090」類型③

	星期一	星期二	星期三	星期四	星期五	星期六	星期日
基本食譜	第 3 階段	第 3 階段	第 3 階段	第 1 階段	第 3 階段	第 3 階段	排毒
添加事項	第 2 階段 + 水果 / 乳製品 堅果類	相同	自由吃（1 次）	×	相同	自由吃（1 次）	檸檬水、綠色果汁、綠色奶昔
運動	有氧、肌力	相同	相同	有氧或休息	有氧、肌力	相同	散步或休息

* 雖然一般自由飲食的次數，增加到一個星期 1 次～ 2 次，但注意不要連續二天排在一起。

這時要注意的是，不要連續的兩天把自由飲食排在一起。選擇類型③的人們都是糖分中毒性和代謝性症候群的危險度相對較低的人，因此碳水化合物的攝取量可以設置的標準比較高。但為了不成為「反彈減肥法」，因此有必要持續努力的透過運動和攝取營養來維持體內的水分。

這個類型只要注意不暴飲暴食，過量飲酒等，就算回到同一般人的飲食習慣，也不會出現反彈現象等大問題。但這是對於糖尿病、高血壓等成人疾病、代謝性疾病、失智症和關節炎等退化性疾病，預防抑鬱症等都是有幫助的飲食療法，沒有理由不持續下去，所以我想建議將「控制糖分計劃 2090」一直持續下去。

到此為止介紹了「控制糖分計劃 2090」可以持續一輩子的 3 大階段。我不想否認，我的飲食療法看起來有很強的斯巴達式的感覺。但實踐這個療法的 3 年時間裡，考慮到我也已是 40 多歲的女性，所以我認為這是不論男女老少都可以充分實踐的方法。

「無糖2090」食物表

• • • • •

第3階段包含了哪些食物呢？我在過去3年間的「控制糖分計劃2090」實驗裡，雖然體質得到了很大的改變，但最大的收穫還是真正學會了愛護和照顧自己的方法。這過程中非常重要的媒介就是食物。在學生時代，因為圓潤的雙下巴經常被誤認為是大嬸的我，反倒在40多歲的現在被叫做小姑娘，我想這可能是因為看起來皮膚健康，身材纖細的緣故吧。

現在透過「控制糖分計劃2090」最後階段的食譜和食物表，再接再厲讓自己就算到了50歲也能聽到被叫做小姐和姑娘吧。以下為第1、2階段主要以蛋白質和蔬菜構成食譜。

進入到了第3階段以後，隨著可以攝取的食物種類的增多，要選擇符合自己體質的食物，以及選擇更加適合自己類型的食譜。

「無糖 2090」食物表

允許食品	允許程度	禁止食品	禁止程度
肉類、家禽類	○	所有穀物（包括玉米）	○
海鮮類、海草類	○	澱粉性蔬菜、熱帶水果	○
蔬菜	○	市面銷售的加糖飲料（罐裝咖啡、碳酸飲料）	○
香料、天然醬汁	○	豆類（包括豆芽菜）	○
天然甜味劑（甜菊糖、羅漢果代糖、木糖醇）	○	精緻及人工甜味劑（砂糖、阿斯巴甜）	○
油脂類（奶油、橄欖油）	○	禁止食材使用調味劑，市面銷售的醬	○
蛋類	○	市面銷售的甜品（禁止食材使用項目）	○
水、香草茶	○	市面銷售的巧克力（部分使用 100% 可可產品可以）	○
乳製品	△	鹽	○
堅果類	△	快速食品	○
水果	△	水果果汁	○
罐頭	△	豆油、菜籽油、芝麻油、玉米油、食用油、葡萄籽油、花生油、起酥油、冰淇淋、葵花籽油等	○
酒類（燒酒、威士忌、白蘭地、通寧水）	△	酒類（啤酒、葡萄酒、米酒、清酒、雞尾酒）	○
發酵豆類（納豆、清麴醬粉末[2]）	△	蔬菜汁	△
咖啡因飲料（咖啡、紅茶）	△	高糖分蔬菜（暖色系）	△

* 以上表格為允許／禁止的食物（一般自由飲食除外）。

* ○＝非常高／△＝普通，根據種類會有不同。

1. 肉類 / 魚貝類 / 家禽類

在第 3 階段裡，根據類型一個星期可以有一餐設定為自由飲食，但注意一定不要暴飲暴食。如果攝取過多隱藏的糖分和空卡路里食物，會在不知不覺間養成習慣，在其他的日子裡放鬆意識，這樣會帶來惡性循環。

(1) 牛肉 / 肉類：一般都認為有細脂肪紋路多的才是上等的部位，但「控制糖分計劃 2090」的選擇卻是吃起來有些乾澀難以下嚥，脂肪油脂極少的瘦肉。我會選擇餵養牧草的澳洲產牛肉。以玉米、肥料或藥物等餵養，迫使體積變得肥大的牛肉，會直接把吃下的東西傳達到我們的身體，所以選擇牛肉時要注意原產地和飼養方式再進行購買。

(2) 魚貝類：2 年前，因為要錄外景節目在黑鳥山停留了 4 天 3 夜，在那裡可以吃到很新鮮的斑鰩、石斑魚、土魠魚、扇貝和鮑魚等海鮮。食材當然很新鮮，而且與都市大餐廳大量使用調味料和醬料所不同的是，當地的料理方法更能突顯食材原有的味道。如果是要顯露新鮮優質的食材，是不會使用到醬料和調味料的。米爾頓老爺爺也經常會說 「使用低等食材的餐廳，為了掩蓋味道才會使用砂糖、鹽等去調味」。

國家建議的碳水化合物、蛋白質和脂肪的攝取比例平均在 65：25：10 左右。但在「控制糖分計劃 2090」中，動物性蛋白質的攝取比例更高。那麼蛋白質每天要攝取多少才是最理想的呢？參考以下 3 種計算方法，大致計算出適合自己的蛋白質攝取量，會對設計食譜有一定的幫助。有一點要記住的是，含糖量低的動物性食品，如果過度攝取的話，蛋白質會轉換成糖，最後累積成脂肪，因此要注意適量攝取。

---

2 清麴醬跟大醬一樣都是韓國的代表發酵食品，清麴醬比大醬發酵時間短，只需要2～3天，跟日本的納豆一樣，韓國的清麴醬也是健康食品。

（1）體脂率（公斤）計算

體重（公斤）× 體脂肪率（%）= 體脂肪量（公斤）

體重（公斤）－體脂肪量（公斤）= 純體質量（公斤）

（2）根據個人活動性指數測定

- 0.5：作息生活 / 不運動
- 0.6：步行
- 0.7：每星期 3 次健身房運動或參加體育團體活動
- 0.8：每天有氧運動和簡單的重量練習運動
- 0.9：每天強度高的重量練習運動
- 1.0：每天 1 ～ 2 次強度高的重量練習運動和有氧運動

（3）1 日所需蛋白質量計算

純體質量（公斤）×2.2 × 個人活動指數

2. 蔬菜和水果

近期不論是百貨公司還是大型超市，強調「糖度」的商品增加了不少。糖度高的蔬菜和水果受到歡迎，價格自然也很高。可是請注意，在「控制糖分計劃 2090」糖度高的食物反倒是不好的。屢次強調，區分蔬菜的好壞最好的方法是參考食品營養分析表，或檢查升糖指數及升糖負荷指數，下表是常見的蔬菜和水果的升糖負荷指數。

當然，會有人對提出「因為升糖指數或升糖負荷指數高，所以也不可以吃香蕉、馬鈴薯和紅蘿蔔了嗎？」對於這樣的問題有不同的建議，但重點是不要把所有的蔬菜和水果誤認為是健康食品後，過度地進行攝取，要特別注意的就是果汁了。

「控制糖分計劃 2090」從開始到現在的 3 年時間裡，我沒有碰過的就是果汁了。過去我也是一口氣可以喝下幾杯蘋果汁、柳橙汁或西瓜汁的。但開始實踐「控制糖分計劃 2090」以後，在我想榨蘋果汁的時候發現了一個驚人的事實。一整顆蘋果榨出的量還不到杯子的三分之一，可見我們平時喝的天然蘋果汁要比這用到的蘋果量還要多，那麼裡面究竟用了多少顆蘋果，又會有多少糖分呢？我想不用細算也略知一二了。市面銷售的加糖果汁和水果乾的情況更為嚴重。

常見的蔬菜及水果的升糖負荷指數

蔬菜	升糖負荷指數	水果	升糖負荷指數
番茄	1.5	草莓	3.6
高麗菜	0	蘋果	6.2
青花菜	0	奇異果	5.2
菠菜	0	柳橙	7.2
馬鈴薯	*13	水梨	6.9
番薯	*12.4	芒果	*12.8
玉米	*61.6	鳳梨	*11.9
南瓜	4	香蕉	*18
甜菜	9.6	葡萄柚	2.8
洋蔥	5	葡萄乾	*20.5

* 升糖負荷指數超過 10 以上為警示食物在危險範圍。

柳橙、番茄、鳳梨和蘋果等人氣飲料的標籤如果仔細查看，上面儘管標記著「天然果汁」、「還原果汁」，但大部分的飲料中都添加了精緻砂糖。此外，最近很受歡迎的隨身堅果類包裝零食和能量棒，為了受到消費者的喜愛，不但增加了份量，還添加了討好人們口味的葡萄乾、蔓越莓乾、藍莓乾或芒果乾等水果乾。但請記得，這些水果乾和精緻砂糖融合在一起會增加 2 至 3 倍的甜度效果，搞不好這些被我們誤認為是健康食品的果汁和水果乾，倒不如吃一湯匙的白砂糖更安全呢！

3. 牛奶、其他乳製品、堅果類、豆類

東方人對乳糖的分解能力低，所以在消化、吸收、排泄的過程中會經常發生問題。過去，我曾經很無知的把這種副作用看成是治療便祕的良方，亂吃了很多乳製品。直到現在也還是很喜歡牛奶、起司、奶油等乳製品，但考慮到牛奶的含糖量及消化副作用等，大幅度減少攝取這些食物分量。我選擇用杏仁奶代替或親自動手做優格，除此以外，對於很喜歡的起司、奶油、鮮奶油等乳製品，考慮到不飽和脂肪的量，也盡可能的選擇優質及少量的進行攝取。

近年來，堅果類透過電視節目被介紹為健康食品，比過去更加受到了人們的信賴。特別是以美容和減肥食品為主打，受到了很多女生們的喜愛，在超商和賣場都可以買到小包裝方便攜帶的堅果類食品，但堅果類的食品是需要仔細留意其種類和攝取量及有效日期的。

有一天，我和一位在健身房運動的女生聊天，她長得很可愛，但卻因為過度肥胖顯得沒有什麼魅力。她抱怨自己不論怎樣運動也瘦不下來，於是我問她平時都吃些什麼時，她笑著說每天都會吃對減肥有益的杏仁，而且還是很大一包，吃完一包便祕的問題也可以解決了，我瞬間明白了她每天高強度的運動卻無法瘦不下來的理由。

堅果類食品，吃了 1、2 顆以後，會被那清香味道吸引，不小心便會吃過量。當然像核桃等堅果類含有 Omega-3 等很好的脂肪，也具有減重的效果，但還是要注意攝取量。建議攝取量在每天 20 ～ 25 公克左右，以女生的手為基準，應該是一小把左右的量。特別要注意的是，屬於豆類而非堅果類的花生，雖然它被發現有降低低密度膽固醇的效果，但過度的攝取會誘發腹瀉、過敏和心血管疾病。松子的情況是，雖然含有了大量的維生素 K 和鎂，但 Omega-3 和 Omega-6 的比例已經達到了 1：300，過度的攝取反而會產生問題，因此要特別注意。

我在開始飲食療法以前，如果吃了過多的松子和花生馬上就會腹瀉和消化不良。核桃吃太多的話，會腹脹和消化不良，所以現在主要選擇吃些杏仁而已。當然也不是整顆的吃，而是放在水裡泡上 12 個小時去皮後再吃，這樣可以減少消化不良等副作用。

豆類在第 1、2 階段被列在禁止食用的表格裡，在第 3 階段除一般自由飲食以外，也請盡量克制才好。大豆是東方醬料文化無法分離的重要食材，用它做的豆腐、豆奶、納豆等都是被稱作對女性有益的「超級食品」。事實上，過去我也會用煎豆腐或水煮豆腐代替米飯作為主食，清淡的香氣和柔軟的口感，再加上可以取代米飯當作主食還能減肥，誰敢說豆腐是對健康不好的食品呢？但在過去 3 年的資料學習研究中，讓我從新認識了「豆」類食品。

研究結果中指出，豆腐特別是豆奶等被我們追捧的產品，會導致甲狀腺機能降低、過敏和荷爾蒙失調等問題。這些研究結果在西方國家受到了很多人的支持，並且主張限制清麴醬粉末和納豆等發酵食品以外的豆奶、豆腐、豆粉和豆油等的攝取量。甚至還有一部分的專家還提出了，不僅要限制大豆和大豆產品，還要更進一步的控制攝取黃豆芽和綠豆芽等歸類為豆類的蔬菜。

4. 速食及外食

第 3 階段開始在限制次數的情況下，可以吃一般的食物了。前面也提到，允許一般自由吃不是為了健康而是出於社會和組織活動中「人際關係」的需要。如果可以，拒絕一般自由飲食才是最正確的生活方式。

參考下頁的表格，建議選擇一般飲食裡歸類出的 2 大項速食和一般外食的選擇。

攝取一般自由式的基本規則

1. 檢查糖分含量。
2. 市售的甜品當中，添加綠茶成分的食品反而是高糖分食品。
3. 可以沒有罪惡感的吃，但也不要暴飲暴食！

速食餐點的糖分 / 碳水化合物含量表（公克 /1 個）

種類	糖分/碳水化合物	種類	糖分/碳水化合物
B* 漢堡	5/40	B* 奶昔	65/76
K** 炸雞腿	0/14	K**BBQ 三明治	12/32
M* 麥克雞塊（10 塊）	0/27	M* 漢堡	6/31
M* 冰淇淋	44/60	P* 總匯披薩（1/8）	5/38
P* 起司條	2/20	P* 雞翅	13/13
S* 美式咖啡（中杯）	0/2	S* 拿鐵（中杯）	14/15
S* 摩卡（中杯）	24/31	S* 義式濃縮咖啡（1shot）	0/2
S* 抹茶冰星樂（中杯）	48/49	S* 蛋糕	34/53
煉乳（2TSP）	21/21	瑪芬	19/36
炸魷魚	0.1/2	辣炒年糕（200g）	7/60
藍莓優格	17/19	口香糖	0/2
焦糖爆米花	15/22	鯛魚燒	11/17
能量棒	18/23	薄荷糖（3 顆）	2/2
布朗尼	10/18	巧克力餅乾（3 塊）	13/21
可口可樂	39/39	米腸	0.1/27
起司蛋糕（1/8 塊）	24/35	巧克力牛奶	37/37
冰淇淋	2/23	柳橙汁	24/27

單看表格就會知道速食食物裡含有了多少空卡路里和糖分了。比如 S* 的抹茶冰星樂中杯，喝下一杯就已經相當於一日建議攝取量的 2.5 倍了。也就是說，要在 2 ～ 3 天禁止攝取糖分的情況下，才能補救回來。像是我在電視台的聚餐一般都會選擇價格適中的烤肉餐廳或是炸雞店。如果炸雞

店沒有烤全雞的話，我會把炸雞的皮去掉再吃，或者點雞蛋捲。和炸雞搭配的蘿蔔塊也是用白砂糖等甜味劑醃製而成的，所以我都會用水涮一下再吃。

實踐「控制糖分計劃 2090」以後，只有一個習慣還是和從前一樣，就是吃口香糖。雖然有甜味，但是它使用了木糖醇，所以糖分的量近似於零。依照日本京都大學的研究，**飯前 10 分鐘，咀嚼口香糖會轉達給大腦「在咀嚼」的信號，發送出「咀嚼→在吃東西→飽了」的信息，這對調節飲食量很有幫助**。也因為可以刺激連接眼部的肌肉，對視力機能也有好處。

天然調味料的使用方法

• • • • •

香料和香草

如果說一直以來東方人餐桌的醬料調味劑是辣椒醬、醬油和豆醬的話，那麼歐洲和中東以及印度等西方料理中，絕對不可缺少的便是氣味獨特的香料和香草了。與充滿了濃郁番茄醬、美乃滋和 BBQ 醬等各種加工醬料食品的美國不同的是，這些地區至家庭料理中，至今每天仍舊盡可能的使用從自然界獲取的香料，特別是在印度、摩洛哥和中南美等被稱作香料王國的地區出產的薑黃、茴芹 anise、丁香 clove、舒馬克 sumak、孜然 cumin、肉荳蔻 nutmeg 等普遍使用的香料。這些香料就算是使用極少的量，也會充分散發出香氣，因此它們充分地發揮著天然香料的作用。不僅如此，還發現它們本身具有抗酸化要素和抗炎性的作用，營養素供給等優點，因此得到了超級食品的肯定。但是在國內市面上銷售的咖哩產品，並不是 100% 天然咖哩粉，而是混合了綠豆澱粉和其它澱粉等的加工成品，因此和 100% 的咖哩粉是截然不同的。

此外，迷迭香、薰衣草、羅勒、荷蘭芹、月桂、薄荷、蒔蘿等被大家熟知的香草類，比在國肉的使用用途更為廣泛。近年來在網路或是大型超市都可以買到曬乾的香草，當然也可以很便利地購買到新鮮的香草，也有很多人在家裡的陽台種植羅勒和迷迭香等來食用。這些新鮮的香草，少量浸泡在水中洗乾淨後，熱水煮 5 ～ 10 分鐘就可以成為優等的香草茶。在料理時用於裝飾和點綴也是非常有用的食材。像是印度茶的香氣比較強，在熱水裡浸泡後還可以用作燉煮肉類料理的湯頭，即使不加砂糖也會有微甜的味道，為料理增色不少。

明膠和杏仁粉

含有膠原蛋白成分的明膠，是以動物性蛋白質和鈣組成，糖分近乎為零。明膠粉在「控制糖分計劃 2090」食譜中是非常重要的角色，原因是它可以提高料理的黏度。一般料理主要使用麵粉、澱粉、玉米澱粉、蜂蜜和糖漿等，但在「控制糖分計劃 2090」的食譜中，會用明膠粉取而代之。我個人偏好使用沒有糖分效果的牛肉明膠粉、洋菜粉、葛粉、黃原膠或關華豆膠 [3]。但如果對食物的黏度要求不高的話，雞蛋的蛋白和蛋黃也可以成為很好的代替品。請注意根據個人體質，有的人對葛粉、關華豆膠 [1] 或黃原膠，會產生過敏性大腸症候群和腹瀉等副作用。

提高料理黏度的原料及使用方法

1TSP	原料	糖分（g）	料理用途	使用方法例（液態）
明膠粉	肉類骨頭、皮等	0	果凍，濃湯，醬等	3 杯（溫、冷水中稀釋）
洋菜粉	海藻類	0	布丁，果凍，醬等	3 杯（煮開的水中稀釋）
葛粉	熱帶球根蔬菜	2	非乳製品甜點	3 杯（煮開的水中稀釋）

3　關華豆膠（Guar gum）也叫做瓜爾膠（guaran），是一種半乳甘露聚醣（galactomannan）。瓜爾豆種子去殼，碾磨和篩選取得瓜爾豆膠，是一種灰白色粉末。

關華豆膠	關華豆	0	烘培餅乾，麵包 冰糕等	1～2 小匙 （禁止稀釋）
黃原膠	玉米 澱粉	0	烘培餅乾，麵包 冰糕等	1～2 小匙 （禁止稀釋）

杏仁不僅是女性減肥食品，也是飯後甜品和下酒菜，如今還是「控制糖分計劃 2090」烘培餅乾麵包的重要食材。但不用整顆杏仁，而是打成粉末方式來使用。一般的餅乾和麵包裡面，杏仁大部分是作為輔助麵粉的副材料使用，但在「控制糖分計劃 2090」裡卻是以主材料使用。

除杏仁粉以外，椰子粉、亞麻籽粉、核桃粉等，也適用在烘培麵包和餅乾，這可以根據個人喜好和對該食材的身體反應來做出選擇。

營養素比較表

100g	杏仁粉	麵粉	米粉
蛋白質	22	10	6
糖分 / 碳水化合物	0/2	0/76	0/80
升糖指數（GL）	1	71	98

「控制糖分計劃 2090」真實案例分享

• • • • •

3 年前，我是為了自己的健康才開始嘗試「控制糖分計劃 2090」，它的效果可以明顯感受到，因此我才有機會向受到肥胖、糖尿、高血壓和慢性疲勞等疾病困擾的朋友們推薦，結果當然是很成功的。與本身沒有什麼嚴重疾病，自發嘗試飲食療法的我所不同的是，看到那些面臨初期糖尿病、高血壓、高度肥胖等危機，並感到困擾和痛苦的朋友們，每天發生變化的樣子，讓我覺得自己也是可以給予他人幫助，這也讓我體會到了人生的意義。下面是在人生出現危機的瞬間，透過「控制糖分計劃 2090」重拾新生活的朋友們真實故事：

故事 1.　崔真豪（1974 年生，171cm，110 公斤 / 娛樂公司總經理）

剛過 20 歲就入行做藝人經紀人的崔真豪，現在是擁有許閣、Apink 等藝人的娛樂公司總經理。2 年前，第一次見到崔總的瞬間，讓我印象最深的是他突起的肚子，以及只有在國外才會見到的巨大腰圍。肥胖讓他整個人顯得很圓，但還是可以看出他原本存在的稍長臉型，那與臉型完全不成比例的身材，只要見過一次便很難忘記。

在談公事的過程中，崔總說到幾個月前結婚的老婆懷孕了，還提到幾天前在吃飯的時候，自己突然哭泣的事情。還不到 40 歲的年紀，就得到「糖尿病危機」的診斷，而且還是在服用高血壓藥物期間。儘管處在這種情況之下，他每晚還是控制不了吃炸雞、米飯和麵條等宵夜。面對這樣的自己，他突然想到了未出世的孩子和妻子，所以痛哭了起來。講完這些，他還從錢包裡拿出自己當年服兵役時只有 26 吋腰圍的照片給我看，並用惆悵萬分的聲音小聲嘟囔道 「我也有過這麼瘦的時候啊！」我看得出他仍對想回到過去的樣子抱著一絲期望。

聽了他的故事，我自然而然地提起了「控制糖分計劃 2090」。事實上，這個飲食療法不管怎麼去講解，不想嘗試的人還是會找各式各樣的藉口推辭，更不要說像崔總這樣作息時間不固定的人了。所以我講了以後也沒有抱多大的期待，但幾分鐘後，崔總以迫切地表情和語調懇請我幫助他。雖然我不是醫生也不是藥師，但不管怎樣我還是答應了他，會盡自己所能給予他幫助。

2013 年 3 月 4 日，崔總以要重新做人的決心開始了飲食療法，當時他給我看的身體指數是，身高 171 公分，體重 110 公斤，腰圍已經達到了 50 吋，血糖值馬上就要達到糖尿病的警戒線了。事實上，那樣的身體狀態，糖尿和血糖不正常是再理所當然不過的事。首先，以 BMI 正常指數為基準，計算出他的標準體重，設定減肥目標，也準備水瓶等基本所需的物品，然後言簡意賅講解了自己一個人也可以做的事情。

一般來說，經紀人這項工作是和一般上班族的作息時間完全顛倒。和我們導演、製作人一樣，經紀人也要遵守嚴格的師徒制度，他們要排好自己帶的藝人行程，所以常熬夜也常錯過吃飯時間，有時在宵夜時間仍是要應酬和聚餐，不想喝酒的時候，也會因為工作的需要而飲酒。對於從事這種工作的他來講，我擔心如果講解的過多，反倒會讓他覺得麻煩想要放棄。所以我沒有使用難懂的專業詞彙和知識，只是簡單的重複灌輸他一些觀念。例如「從明天開始進行的飲食療法 5 天裡，不要想任何事情，只吃動物性蛋白質食物和脫脂的乳製品，只能喝水和香草茶，然後多休息。」

崔總原本腦子就很聰明，所以很快就掌握了重點，2013 年 3 月 4 日，他邁出了第一步。當時他的妻子為了準備生產回去曼哈頓老家。這 3 ～ 4 個月崔總一個人留在了國內，這樣的情況反而幫助崔總可以順利開始飲食療法。因為如果要為懷孕中的妻子準備三餐的話，他自己一定也會很想吃，自己一個人反倒更容易按照食譜進行飲食療法。

3 月 4 日開始後 5 天，崔總透過第 1 階段「斷糖排毒」完全改變了飲食，減少外食次數，親自購買食材來料理牛肉、魚和雞肉等。依照我的建議，飲食、體重和運動等內容都一絲不苟的抄寫了下來，攝取的食物也是一餐魚肉、一餐牛肉、一餐雞肉，沒有集中只攝取一種食物。運動也只是做些輕鬆的散步和慢跑。他完全沒有發生皮膚炎和便祕等副作用，和預想的一樣，從第一天 3 月 5 日以後體重開始下降，高血糖和高血壓也開始好轉了起來。

對我來說，崔總應歸為「好學生」的行列，他從開始「控制糖分計劃 2090」還不到 1 個月的時間，4 月 1 日體重降到 99.8 公斤。開始飲食療法以前，我為他拍的採訪影片裡，因為肚子太大連運動鞋的鞋帶都沒有辦法彎腰繫上的他，如今身型日漸改變，這也讓崔總的臉上露出了自信的表情。崔總用興奮的語氣告訴我，他身體最大的變化是血糖、血壓開始變得正常了，睡眠情況好轉，疲勞感也消失了，就連排便也變正常了。大約 8 個月後的 2013 年 11 月 20 日，比最初的體重減少了 30 公斤，78 公斤的崔總之前惆悵的表情已經消失不見了，和妻小開始健康的生活。

崔真豪總經理的體重 / 腰圍變化

日期	3/4	3/5	3/6	3/7	3/8	3/9	3/10	3/11	4/1	11/20
體重（公斤）	110	108.9	107.6	107.2	107.0	106.3	105.5	105.3	99.8	78
腰圍（吋）	50	49	48	48	48	48	48	48	48	34

我和崔總的故事傳遍了電視台，記得崔總過去樣子的人，會開玩笑的說像是有一個人從他的身體裡跑出去了。過了很長時間以後，甚至我和他遇到時都認不出他是誰了。過去在國內買不到適合的衣服，都要靠美國的丈母娘寄給他大尺碼的衣服，再改成適合自己的尺碼才能穿的他。現在那些衣服反而都不能穿了，生平第一次能買到適合自己的衣服讓他開心極了。現在還堅持實踐第 2 階段的崔總，笑著表示決心說，等第 2 階段成功以後，一定要開始「控制糖分計劃 2090」的第 3 階段。

其實，崔總也發生過一次危機狀況，原本他都會利用訊息和我溝通，正在實踐第 2 階段的他，突然有一段時間變得疏於聯絡了。原來那期間他服用了中藥，因為體重停滯降不下來，這讓他感到不安和焦慮，情緒也變得很低落，已經減到 78 公斤的他，有了減到 76 公斤的慾望，於是找中醫師開了些漢方減肥藥。喝了中藥以後體重減到了 76 公斤，但等都喝完以後竟然反彈到 80 公斤，這讓他感到十分沮喪。我鼓勵和勸慰他說 「你已經做得很好了，才會堅持到這裡，不要每天因為體重的變化讓心情起伏太大，只要能回到初心。」**飲食療法不能只在乎體重機上的數字，要從精神上培養維持健康生活方式的信念**。透過這件事也能警告他不要再犯同樣的錯誤了。1 年後，10 年後，我希望再見到他時，他的臉上依舊可以綻放著笑容，這也是一個無名飲食療法指導師的真心期盼。

故事 2. 權時峯（1975 年生，183cm，93.5 公斤 / 作曲家，娛樂公司董事）

有著讓人會聯想到蒙古大將帥氣外貌的權時峯，是擁有 T-ARA、Davichi 和 SPEED 等藝人的娛樂公司董事兼作曲家。和崔總一樣由於工作關係，比起在家裡正常的吃飯，更多的時間都會在外面以酒和下酒菜作為正餐。加上還是未婚的他，自然飲食習慣只會更糟糕，他的情況比已婚的崔總更加棘手。

認識權董事是在 10 幾年前，期間他從事過服裝業和餐飲業，在非常年輕的時候當起了經紀人，一直到現在還在演藝圈打拼，我和他志同道合，所以也希望像照顧弟弟一樣多愛護他。

有別於看起來外向開朗的他，其實背後也有著不為人知的故事，曾經暫時離開演藝圈那段時間，從小帶大他的奶奶因失智症去世了。從那以後他變得十分憂鬱，很長一段時間和外界斷了聯繫，孤立起自己。當時的他身體狀況變得十分不好，突然胖了很多，精神上也陷入了恐慌狀態。他那樣的性格，應該隨時釋放壓力才對，可是從事的工作是推銷藝人，不要說釋放壓力了，不規則的作息和飲食習慣，讓他在 2013 年 2 月，因為身體不適體重突然掉了 8 公斤。到醫院檢查的結果，判定他為初期糖尿病和高血壓，他和崔總也是很要好的朋友，所以他和崔總一起開始了「控制糖分計劃 2090」。

權董事是個典型怕麻煩的人，他不會自己做飯和注意多吃蔬菜，但他也不怎麼喜歡吃甜食和零食，對米飯、麵條、披薩和麵包等也不會有特別想吃的慾望。開始飲食療法以後，血糖和血壓便回到了正常的數值範圍，而且最明顯的變化是皮膚也變好了。

權董事原本臉頰就很紅潤，但皮膚總是會長些類似青春痘一樣的東西，皮膚看起來沒有光澤還很粗糙。開始「控制糖分計劃 2090」後的 2 個星期左右，他的皮膚開始變得更加紅潤，痘痘的疤痕也不見了，皮膚的亮度提高了，也出現了光澤。

權時峯董事的體重 / 腰圍變化

日期	3/4	3/5	3/6	3/7	3/8	3/9	3/10	3/11	3/12	3/18
體重（公斤）	93.5	92.5	92	92	92	91.8	91.5	91.0	90.5	85
腰圍（吋）	40	39	39	39	39	39	39	39	39	35

他本人雖然沒有察覺到什麼，但 2 個星期後，當我再見到他時，被他的變化著實嚇到了。高中畢業以後體重沒有低過 90 公斤的他，當看到體重減到 80 公斤的時候，他自己也不敢相信，之前買來穿不上的衣服也都找了出來，開始變得愛打扮了。

問題是權董事是個慢郎中還偶爾愛偷懶，所以定期需要我以斯巴達式的管理和監督。有 1 個月的時間沒能見面，再見到他時發現他有些變胖了，追根究底的問他，原來他是在準備開間餐廳，所以疏於了飲食管理。再加上聽說他要開的那家餐廳是以碳烤肉串和炒馬麵為主，於是我又追問他「為了準備這些，你也是一直試吃吧？」他吞吞吐吐的樣子，想必是被我猜中了。

他因為掉髮到醫院檢查，醫生說是因為營養不良。事實上，進入第 2 階段以後，我一直聯絡他，嘴都快說破了一直叮嚀他「就算辛苦也一定要注意多吃些蔬菜」。如果好好遵守原則，是不可能出現營養不良的飲食問題。我半開玩笑的說，他污辱了我的飲食療法，所以從那時他才下定決心，開始努力地攝取蔬菜。

透過權董事的故事，可以知道錯誤的認知或誤解「控制糖分計劃 2090」去執行的話，會帶來意想不到的副作用。我的飲食療法是控制那些不好成分的空卡路里和引起身體炎症的食物，這絕不是強調只吃蛋白質不吃碳水化合物的單一飲食減肥法。因為自己的執行誤差，找到方向的權董事，至今也以健康的身體堅持著實踐第 2 階段，並期待著到熱帶度假村去休假。

故事 3.　丈夫　曹東植（1972 年生，181cm，88 公斤 / 上班族）

我和丈夫至今已經結婚 9 週年了，我的婚姻生活托丈夫的福，總是充滿著快樂和幸福。但我們也不是在所有興趣方面都很契合，特別是關於運動和飲食的想法和習慣，從一開始就不一樣。他除了打高爾夫以外其它運動也不做，還很喜歡吃披薩和炸雞等食物。他身高 181 公分，體重 88 公斤，腰圍 36 吋，檢查身體的時候總是被判定為過度肥胖。其實「控制糖分計劃 2090」比起朋友，我最想推薦的人就是我丈夫，但看到他每天上班那樣辛苦，我也就不忍心勉強他，所以就隨他去了。

從小他的體型都是很瘦的，但升了大學以後臉開始變成了四方形。雪上加霜的是，新婚初期還吃了很多我做的高熱量食物，漸漸地體重增加到了 86 公斤。但也因為這樣，聽到了婆婆誇獎我說：「妳把他養得真好啊！」

在我開始飲食療法之前，有一段時間沉迷在烘培麵包，每天早上讓丈夫當作早餐吃。結果 2 個星期以後，86 公斤的體重又增加了 2 公斤，丈夫開始抱怨起麵粉最大的副作用是容易有饑餓感。現在回想起來，我對最重要的人竟然做了最不應該的事情，這讓我感到十分愧疚。

突然有一天，他因為一直增加的體重，抱怨起打高爾夫時膝蓋會痛，還說親眼目睹了實踐「控制糖分計劃 2090」朋友的改變，自己自發性也想要挑戰看看。在我沒有強迫他的情況下，聽到他能這麼講我真的太開心了。可是像他這樣上班族，聚餐和喝酒都是職場生活的需要，實踐起來一定會有難度。最後考慮周全後才開始了「控制糖分計劃 2090」的第 1 個階段——5 日的斷糖排毒；第 2 階段用了 2 週左右的時間。第 1、2 階段加在一起總共用了約 20 天的時間，體重減了 8 公斤到了 80 公斤。之後的職場生活中，他會特別注意碳水化合物和糖分的攝取量，開始了一般自由飲食，週末在家裡吃我準備的料理，很順利的 2 個月之間就減掉了 10 公斤。

丈夫的體重 / 腰圍變化

日期	3/30	3/31	4/1	4/2	4/3	4/4	4/5	4/6	4/7
體重（公斤）	88.0	86.3	85.4	84.6	84.3	83.6	83.0	82.5	81.9
腰圍（吋）	36.5	36	36	36	35.5	35.5	35	35	34.5

高中以後體重就沒有低於 80 公斤的丈夫，看到自己的體重變化覺得很新奇。以前穿過的褲子，也一直往下掉不能再穿了。原本分不清臉和脖子的他，現在也可以區分了。丈夫平時身體沒有什麼異常，所以並不是為了透過「控制糖分計劃 2090」達到治病的效果，他說我的飲食療法最大的優點就是可以「找回自信」。

從來都不量體重的他，現在每天早上起來去完洗手間就立馬站到體重機上。看到自己每天穩定的減掉 0.1 公斤的樣子，重新找回自信，並一直持續堅持著飲食療法。他有著天生灑脫的性格，所以就算體重遇到停滯期，也不會受到任何影響或感到失落不安，他可以自己默默地遵守基本原則克服過去。我們時而是朋友，時而是夫妻，我要守護著他的健康一直到老。

故事 4.　李水京（1969 年生 / 主婦）

1994 年第一次見到水京姐時，她已經是結婚 12 年的家庭主婦，有一個 13 歲的獨生女，主修鋼琴的她舉止言談間流露著貴氣。2005 年在我的婚禮上見過一面以後，有好長一段時間都沒有再見到她，我們只是透過電話互相問候。直到 2012 年再見面，那時水京姐的樣子已經和我記憶中的她有很大的變化。高雅和美貌還是和從前一樣，只是皮膚看起來有些粗糙，講話的語氣聽起來也很體虛無力。我詢問她的健康狀況，水京姐回答說自己總是感到無力疲憊，身體無一處不疼。全心全意照顧孩子和料理家事的水京姐，自己的時間變得越來越少，身體和心理也感到吃力了。

聊了些消除疲勞的話題後，我們的話題自然而然的轉到了「控制糖分計劃 2090」。我跟水京姐講了自己的親身經歷，建議她也嘗試看看。其實跟沒有小孩自由自在的我不同的是，她還要照顧丈夫和孩子的飲食，所以我建議她不需要 100% 按照「控制糖分計劃 2090」進行，選個折衷的方法，米飯和穀物的攝取量減半，盡可能選擇偏向無鹽的低鹽料理，每天多喝檸檬水。再者，她喜歡喝咖啡和吃巧克力，所以我推薦她使用「控制糖分計劃 2090」提到的甜味劑－甜菊糖和木糖醇。後來得知，水京姐的父親也長期受著糖尿病的折磨，聽到關於甜菊糖的介紹，她很高興地說也要買些送給父親食用。

從那之後，她開始了「輕微」的控制糖分計劃 2090，幾個月後，透過 SNS[4] 的照片看到水京姐穿著泳裝的樣子，讓我大吃一驚。誰看了都會感嘆她那完美的身材和擁有自信的笑容！水京姐對我說她生平第一次在健康檢查裡，得到幾乎 100 分的好結果，還很開心地說：「我只不過才實踐了最輕微的版本，就已經獲得了這麼好的結果，要是像妳一樣，再減 10 公斤也不成問題呢！前幾天和朋友聚會，他們也很驚訝，我最近都沒抱怨過身體不舒服呢！」

最近日本很流行的「阿拉佛 Around Forty」40 歲後半段的女性生活方式受到了矚目。請記得「控制糖分計劃 2090」也可以說是「阿拉佛」，是女性們所需要的生活方式減肥法。特別是現在的社會生活中，因為各種原因在保養身體和健康管理等方面，比起我們的媽媽和外婆的那個年代還要殘酷和現實，日益增加的壓力也成為了現代女性無法迴避的事實。透過親身體驗「阿拉佛」的我，經過實踐制定出的「控制糖分計劃 2090」，不會以我和水京姐的故事作為結束。希望我可以幫助到更多美麗又健康的 40 歲女性，甚至是 50 ～ 60 歲女性，真心希望我的飲食療法可以幫助到大家。

4 SNS是social network site 社交網路的意思，韓國人常用的社交網路軟體。

「控制糖分計劃 2090」美味食譜

* 食譜中使用的材料是以 1～2 人份為準。

*TSP 指湯匙，tsp 指茶匙。

* 食譜中使用的 1 杯是指量杯 237 毫升。

* 除部分烘焙料理以外，其它料理可以根據個人喜好調整醬料、香料、主 / 副材料的使用量及比例。

* 食譜畢竟只是指南，建議僅作為參考，大家可以做出符合自己口味的料理。

如果想一輩子實踐「控制糖分計劃2090」，即使不能達到「阿基師」的水平，但也要能做出最基本的料理才可以。我最尊敬的美國著名廚師愛莉絲華特斯Alice Waters曾經說過：「優秀的料理不是解不開的謎語。不用接受專業料理訓練，不需要使用昂貴的食材和擁有料理百科知識。只要擁有『五感』就足夠」。這句話和法國著名美食評論家科儂斯基Curnonsky的名句「和藝術一樣，料理的完成是簡單」意思相同。

使用幾萬或幾十萬的刀具組、昂貴的瓦斯爐、上好的香料、加入各式調味料的料理，這不是我們鎖定的目標。只需要在條件允許的情況下，購買新鮮優質的食材，使用極少量的調味料，以最不破壞營養素的料理方法，品嚐食材原有的味道，吃下滿滿營養的料理，這才是「控制糖分計劃2090」親自下廚的重點。事實上，除了烘培料理以外，我和丈夫吃下的所有菜色，基本上都是使用5種以下的食材，主要選擇清蒸和川燙等方法，以減少破壞原有的營養素。

盡量不攝取來歷不明的食材和加入大量調味料的加工食品。希望大家可以親自購買食材、親自料理，懂得攝取自己身體所需營養素，成為一名充滿智慧的廚師。

順帶一提，以下沒有煎蛋、蒸蛋和煎魚等最基本的料理示範，而是為了豐富「控制糖分計劃2090」的食譜活用多樣化，我整理出3階段美味又特別的食譜。

第 1 階段－「斷糖排毒」食譜

第 1 階段斷糖排毒，是以最方便簡單的飲食進行「身體淨化」。不需要費心複雜的料理和不必要的調味料。主要選擇優質的當令食材，料理出食物本身的原味即可！

事前準備工具

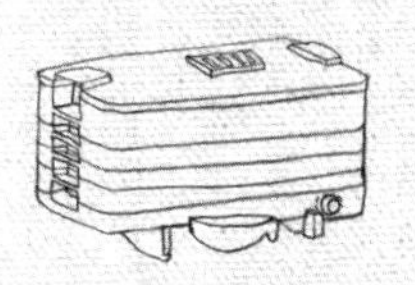

食物烘乾機

可以製作肉乾和魚乾，還可以製作水果或蔬菜脆片，好的機器還可以製作優格，也能製作乾燥花做為食物擺盤裝飾。

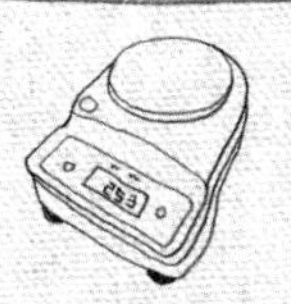

料理秤

料理秤的價格並不貴，使用的範圍很多，會經常拿出來使用。建議選擇簡單又耐用的產品。

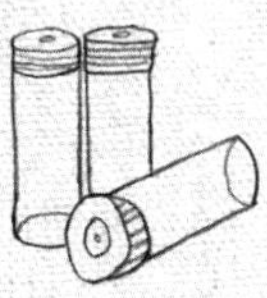

密封容器

考慮到保存及衛生，建議選擇安全耐用又容易清洗的產品。

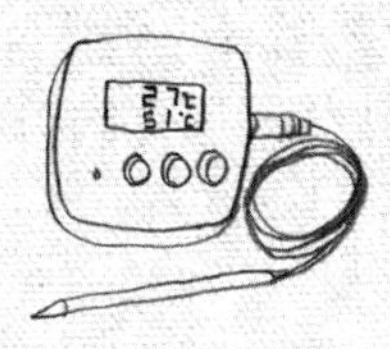

料理用溫度計

製作優格或烘培時，經常會使用到。價格和款式差異很大，建議初學者選擇最簡單及耐用的產品。

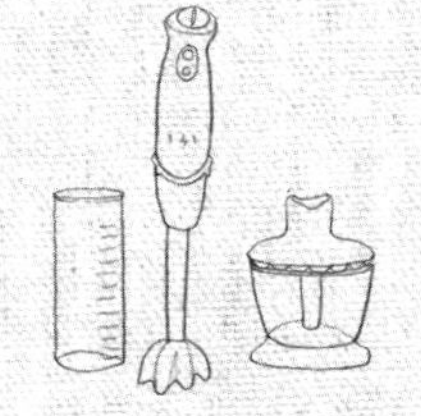

手持式攪拌機

被稱作 Dokkaebi[1] 棒槌的攪拌機是烘培料理的必備品。可以用它做出鮮奶油、蛋白霜、馬林糖、水果泥和蔬菜泥等。

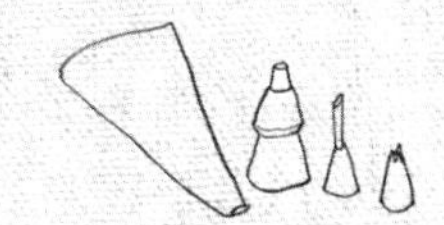

擠花袋和擠花嘴

雖然是烘培料理中經常會用到的工具，但在製作香腸等一般的料理時也會用到。以合理的價格購買多種類的產品，也可以使用夾鍊袋。一般多為直徑 1 公分圓形和星星形的擠花嘴。

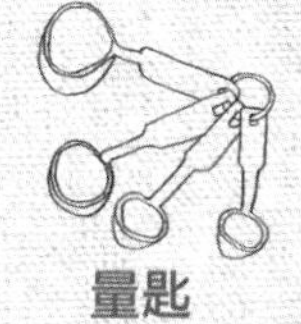

量匙

就像料理所需的刀具和砧板，量匙也是不可以缺少的道具。量匙的容量基準每個國家都有些許的不同，比如西方是以 1TSP、1tsp 標示；東方國家則為 1 大湯匙和 1 小茶匙計量，因此建議使用量匙最準。

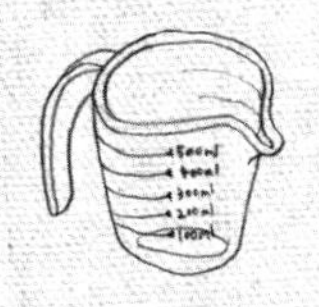

量杯

選擇最簡單、輕便的即可，通常準備大中小三種量杯。在專業烘培裡，需要精準地測量。但我們做的不是商業用料理，所以測量不需過於精準。

---

1 Dokkaebi(도깨비)是韓國傳說中的妖怪，棲息在森林荒野等地，它了解人類文化並喜歡喬裝打扮參與人類的生活，手中總是握有一個像是棒球棍一樣的棒槌。

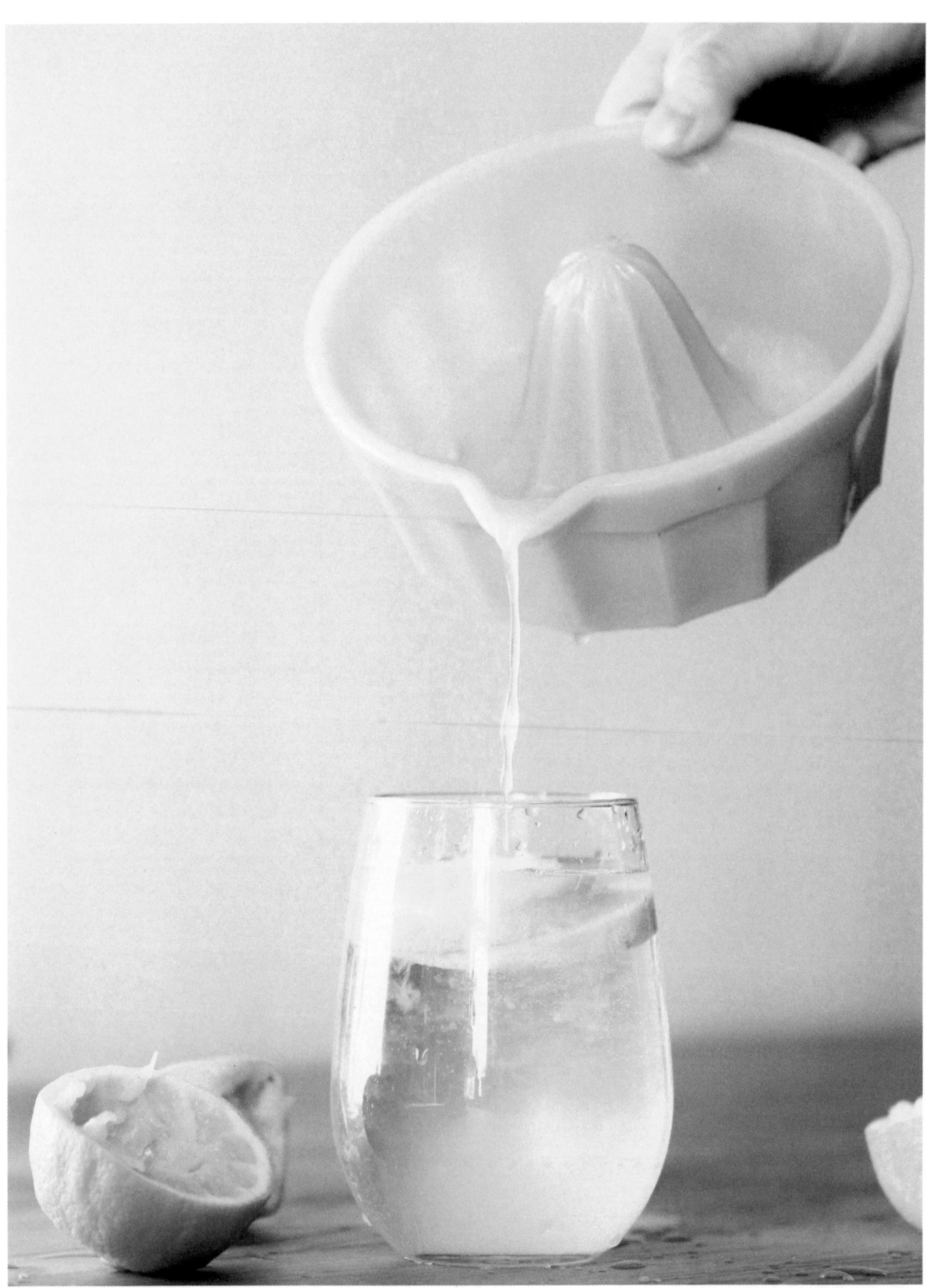

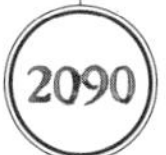

1. 檸檬水

鹼性高但糖度幾乎為零的檸檬水，具有將動物性蛋白質酸度抵消的效果。

檸檬……………1/2 顆
水……………500 毫升

❶ 起一鍋滾水，檸檬洗淨後對半切開。

❷ 用手或者榨汁機，擠出檸檬汁後，將檸檬切成圓形的薄片。

❸ 將切好的檸檬片和檸檬汁倒入熱水中飲用，冰涼的飲用也可以。

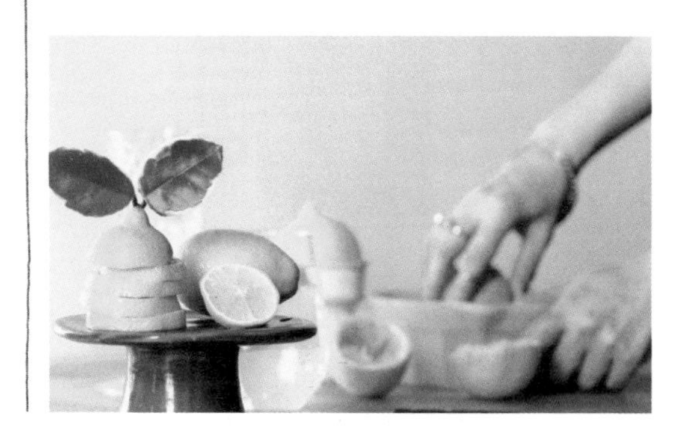

TIP

- ⊙ 檸檬在第 1、2 階段的時候，每天使用少於 1/2 顆，第 3 階段每天使用少於 1 顆。
- ⊙ 洗乾淨的檸檬，在對半切開前，利用削皮器或磨泥器去皮，將檸檬皮磨碎或切碎用做檸檬丁保存，可以當作香料使用（酌量撒在主菜上或優格上）。
- ⊙ 如果每次榨檸檬汁覺得麻煩，可以用 100% 蘋果醋 1/2 茶匙配 500 毫升的水飲用。

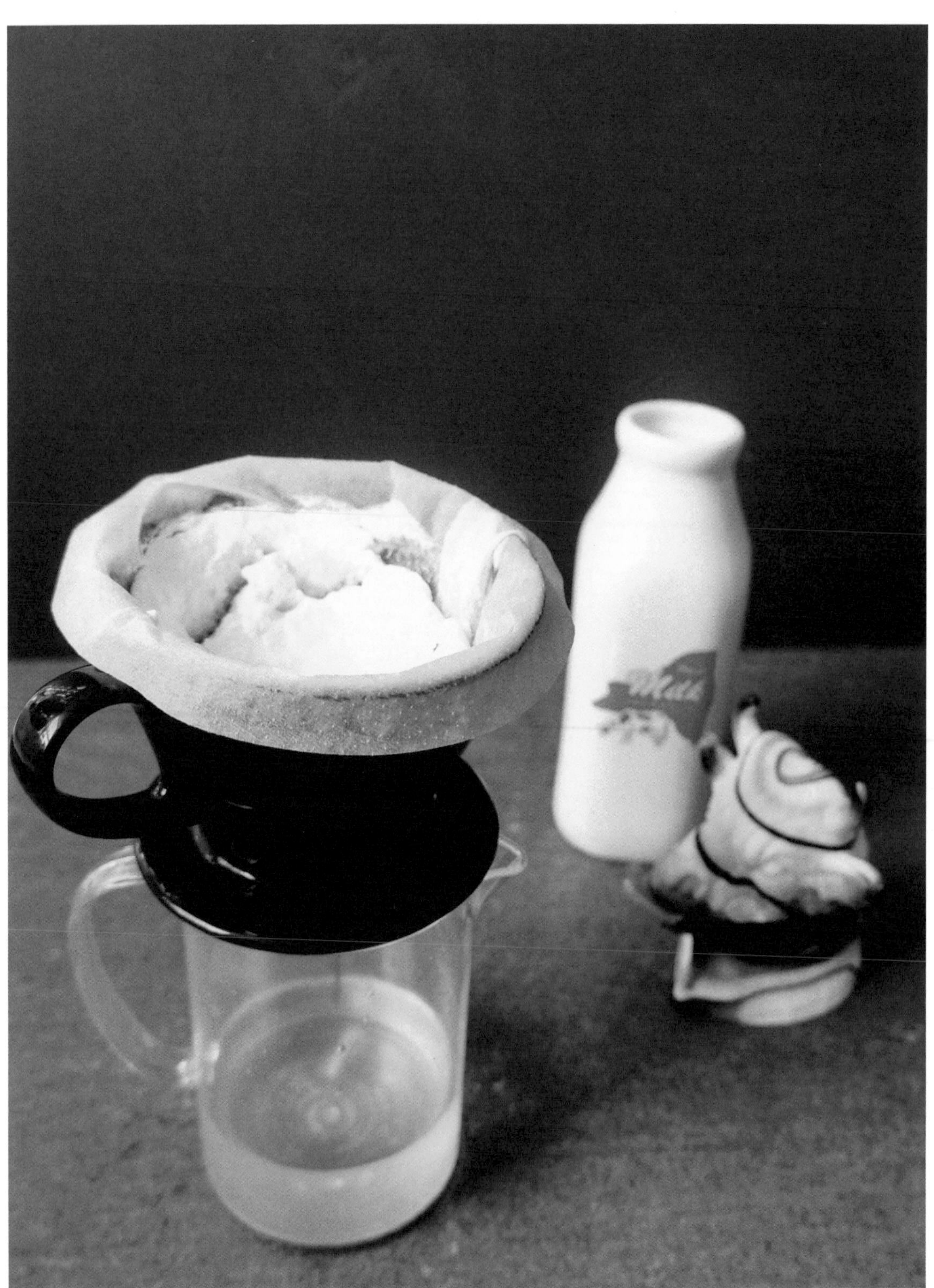

2. 優格和起司優格

2007 年，我去紐約之後才第一次接觸到的食物之一就是希臘式的優格 Greek yogurt。跟我們常吃的優格比起來，這種希臘式優格的水分比較少，黏稠度也比較高。只要根據下面介紹的食譜，就可以很簡單地做出這種優格。最近，日本很流行的鹽優格 (塩ヨーグルト)(固態優格放在濾紙上 30 分鐘，或放一個晚上來把水分濾乾，加入少量鹽且攪拌均勻，就變成類似奶油乳酪的優格)，使用這種製作方法做出的起司優格不僅可以直接吃，也可以在義大利麵、湯等各種料理代替奶油或牛奶，也可以加入香草、果醬等來做出各種醬料。

優格

牛奶……………900ml

優格乳酸菌……1 袋 (5g)

工具

食品乾燥機、料理用的溫度計、密封容器

❶ 邊攪拌邊把牛奶煮到86度（用肉眼看的時候，稍微開始有起泡就是了），要注意的是不能讓牛奶黏在一起。牛奶可以使用低脂或全脂牛奶。

❷ 熄火等牛奶冷卻20～25度的時候，倒出1/2杯的量後加入優格乳酸菌來攪拌，最後再次倒入鍋內和剩餘的牛奶一起攪拌。

❸ 把步驟2倒入食品乾燥機專用的容器內，設定好43度，24小時來使其發酵。發酵結束且稍微冷卻後，就倒入保存用的密封容器，放在冰箱內保存。（大約可以存放兩週左右）。

TIP

⊙ 優格乳酸菌可以在網路上購買，也可以用無糖的原味優格 1/4 杯來代替。

⊙ 優格發酵時間不要超過 24 ～ 34 小時，發酵溫度也要嚴格控制在 38 ～ 43 度。

起司優格

無糖優格…………1 杯
甜菊糖粉………1 茶匙

工具

濾紙、濾網、杯子、密封容器

❶ 將濾紙放在濾網上，倒進適量優格後，根據個人喜歡的濃度，放置冰箱約30分鐘～6小時。通常1小時後會呈現布丁似的濃度，4～6小時後的黏度會變得很有彈性。

❷ 將過濾後的優格從濾紙上分離，並裝入密封容器裡保存（一個星期內使用完）。依據個人喜好，添加甜菊糖粉或木醣醇攪拌食用。

TIP

⊙ 優格過濾後留下的液體叫做乳清，可以在製作酸黃瓜或麵包時使用。乳清和水以1：9 的比例也可用於栽培花草和當作天然清潔劑使用。

⊙ 料理濃湯時，以起司優格取代牛奶和鮮奶油使用時，需要放置 1 ～ 3 個小時。當作奶油起司或醬料使用時，需要過濾 6 個小時左右。

起司優格黃芥末醬

起司優格………1/2 杯
法式黃芥末醬…… 1/8 杯
胡椒粉……………適量
甜菊糖粉…………1tsp
芥末籽醬…………適量

❶ 將起司優格和市售的法式黃芥末醬混合攪拌均勻。起司優格和法式黃芥末醬的比例，可以依據個人喜好調整。

❷ 依據個人喜好，加入胡椒粉、甜菊糖粉和芥末籽醬調味即可。

起司優格辣醬

起司優格………1/2 杯
是拉差醬………2 大匙
辣椒粉和甜菊糖粉……………各 1 茶匙（附加）

❶ 起司優格中加入是拉差醬混合攪拌均勻。起司優格和是拉差醬的比例，可以依據個人喜好調整。

❷ 依據喜好，可以加入辣椒粉和甜菊糖粉調味。

TIP

⊙ 市售的辣椒醬當中，最安全的是紅色瓶底上面畫有一隻白色雞的是拉差醬，該產品 1 茶匙的糖分含量為 1 公克左右。可以在大賣場或網路購得。

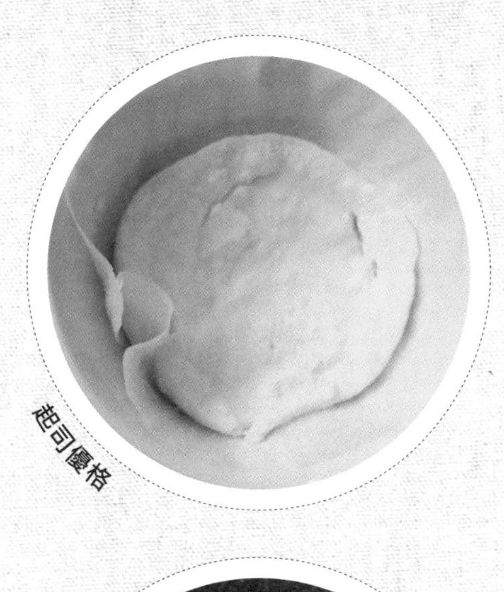

起司優格

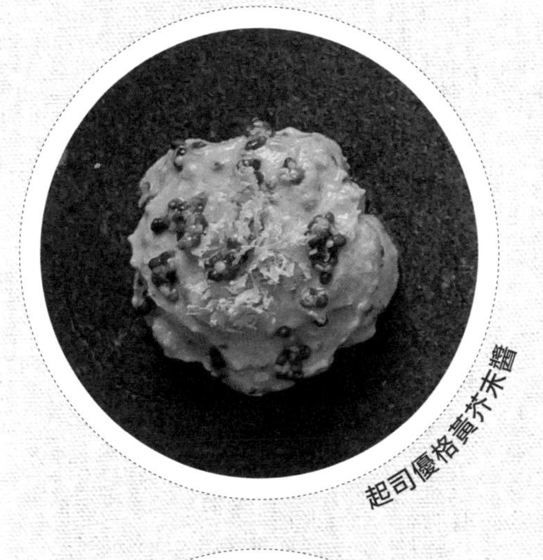

起司優格黃芥末醬

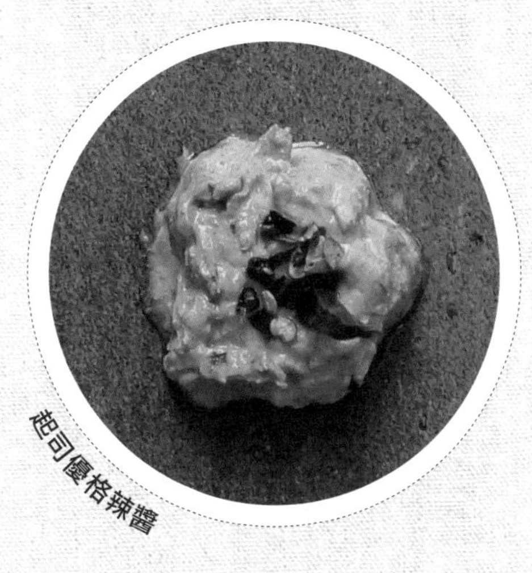

起司優格辣醬

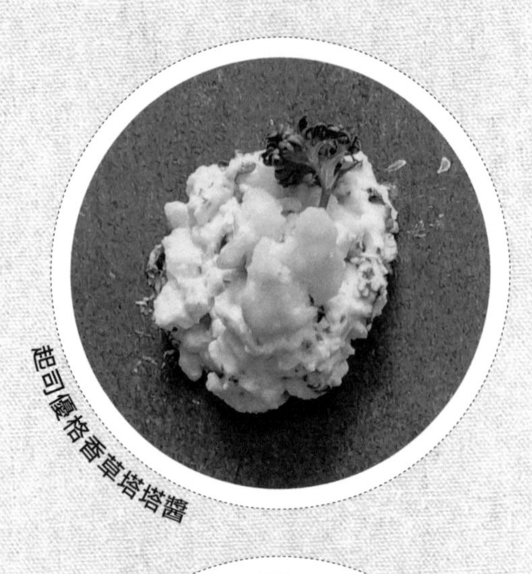

起司優格香草塔塔醬

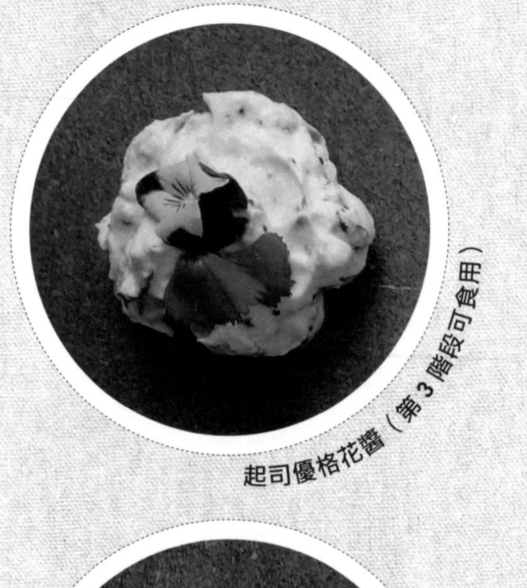

起司優格花醬（第 3 階段可食用）

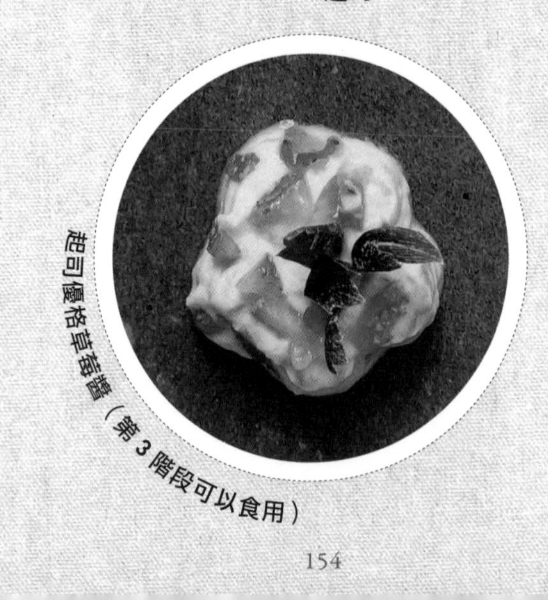

起司優格草莓醬（第 3 階段可以食用）

起司優格香草塔塔醬

起司優格…………1/2 杯
雞蛋……………………1 個
荷蘭芹……………2TSP
胡椒粉……………1/2tsp
檸檬汁……………1/2tsp

1. 將蛋拌勻後，倒入預熱好的平底鍋中，鍋內不加油。用木質筷子輕輕攪拌做成西式炒蛋後放置待涼。
2. 將荷蘭芹切丁（若沒有新鮮的荷蘭芹也可以使用乾燥荷蘭芹）。
3. 起司優格（P152）加入作法①和②後，攪拌均勻。
4. 根據個人喜好加入胡椒粉和檸檬汁調味。

起司優格花醬（第 3 階段可食用）

起司優格…………1/2 杯
無鹽奶油…………2 大匙
食用花……………2 大匙
芝麻醬……………1 大匙
罌粟籽（楊貴妃籽）…………2 小匙（附加）

1. 無鹽奶油放置室溫下溶化。食用花洗乾淨後，用廚房紙巾將水分擦乾，撕成小片。
2. 起司優格中加入無鹽奶油後，混合攪拌均勻，依據個人喜好加入芝麻醬。
3. 在完成的醬料中加入食用花和罌粟籽，攪拌均勻即可。

TIP

- ⊙ 建議奶油選用優質產品，推薦一般料理中使用的印度澄清奶油（Ghee）。
- ⊙ 如果是對食用花過敏的人，可以使用薄荷或羅勒。
- ⊙ 100% 芝麻製成的芝麻醬 Tahini，風味十分濃郁。考慮到脂肪含油量，請不要過度攝取。
- ⊙ 罌粟籽是有益於抗氧化的食物，撒在白醬或奶霜上有點綴作用。

起司優格草莓醬（第 3 階段可以食用）

起司優格…………1/2 杯
新鮮草莓（冷凍草莓）……………………5 ～ 6 顆
甜菊糖粉…………2 茶匙
檸檬丁……………1 茶匙

1. 將草莓洗乾淨後去掉根莖，切成小塊狀。
2. 於起司優格（P152）內，加入甜菊糖粉後攪拌均勻。
3. 將切好的草莓和檸檬丁放入作法②中攪拌均勻。

TIP

- ⊙ 可以用奇異果或蘋果等取代草莓，也可以用果醬取代新鮮的水果。

3. 烤牛肉

「控制糖分計劃 2090」經過前面的階段，最常用到的食材不是別的，正是牛肉。而且最容易快速料理的食材就是烤牛肉。在肉質新鮮脂肪少的牛肉上，使用極少量的調味料，做出保有食材原味的料理。

牛里肌肉……200 公克
蔥……………………1 根
洋蔥………………1/2 個
蒜丁………………1 茶匙
橄欖油……………1 茶匙
胡椒粉……………1 茶匙

❶ 將牛肉的血水洗淨，再用廚房紙巾擦乾後，去除油花部分並切成烤牛肉所需的大小。
❷ 蔥切成小塊，洋蔥利用磨泥器或切成丁。
❸ 將切好的蔥、洋蔥丁、蒜丁、胡椒粉與牛肉拌好，醃製1小時使其入味。
❹ 用餐巾紙稍稍沾濕橄欖油後，擦拭平底鍋。
❺ 利用中火加熱平底鍋後，烤熟醃漬好的牛肉即可。

TIP

⊙ 雖然大家都喜歡吃有漂亮油花的部位，但為了健康著想應選擇脂肪少的部位。推薦購買澳洲產牧草飼料餵養的牛肉。
⊙ 若想使用醬油，可以將一般醬油加水稀釋或使用辣椒粉等，盡量減少鹽分和糖分攝取。

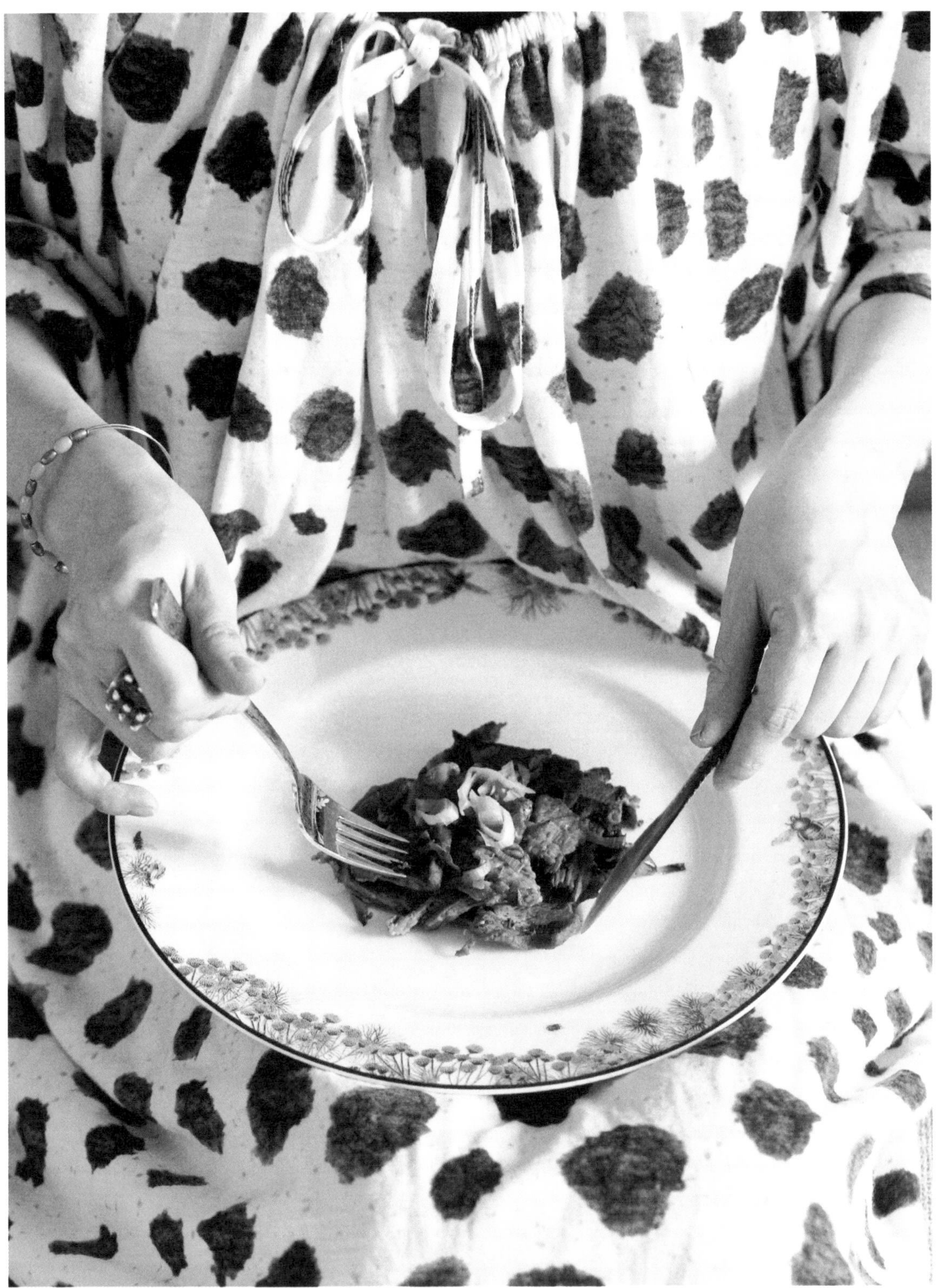

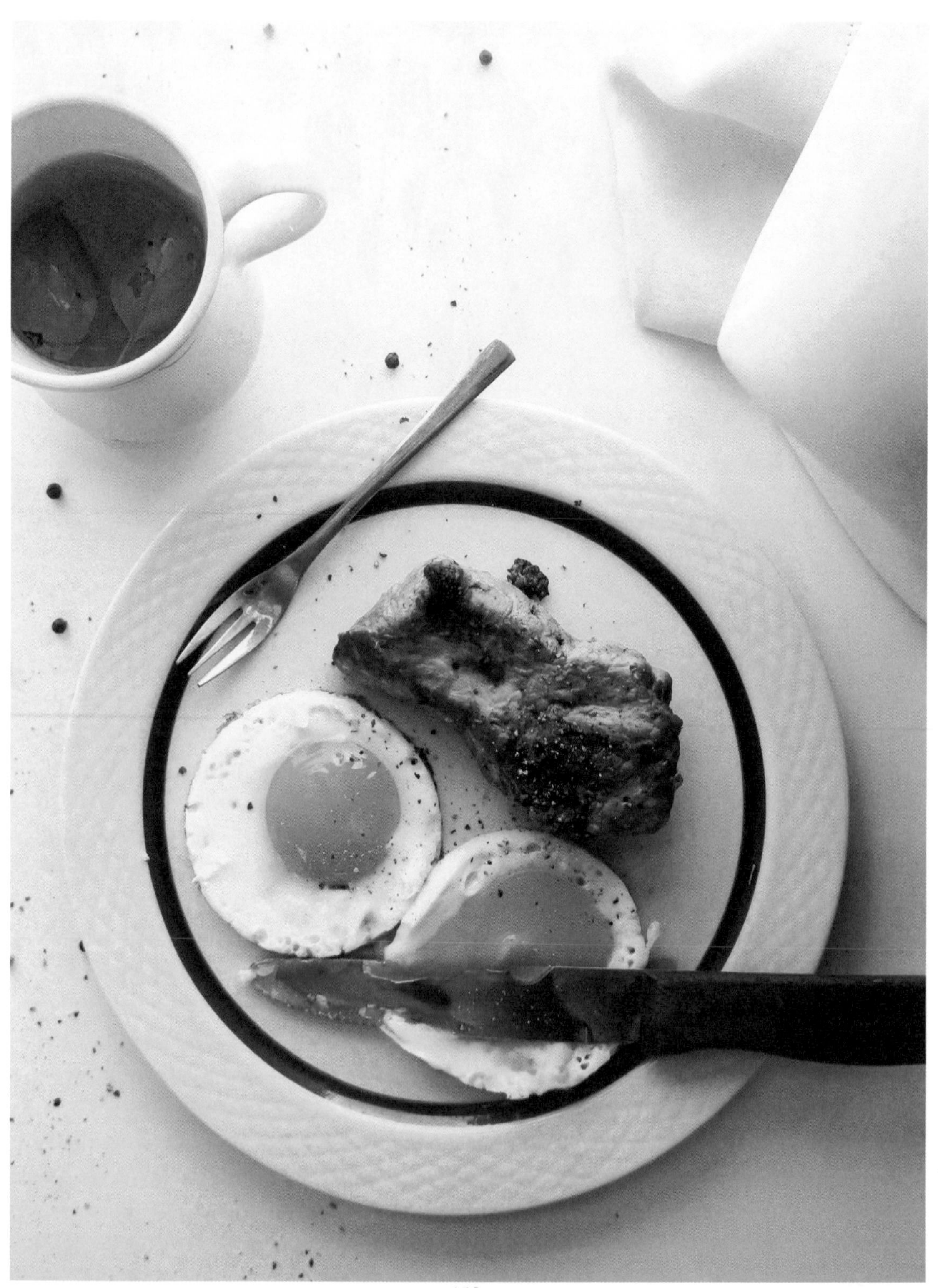

2090

4. 米爾頓式豬排

每天早上 7 點起床的米爾頓老爺爺，早餐是燕麥麩粥搭配水果和一杯現磨美式咖啡，以及脫脂卡特基起司和煎蛋。但我在米爾頓老爺爺家住的時候，為了攝取蛋白質早餐的我，他特意做了豬排和煎蛋。在我的記憶裡，米爾頓老爺爺做的米爾頓式豬排和加入很多奶油的太陽蛋，是我吃過最美味的豬排蛋料理，一起來學習這道料理！

豬里肌肉……200 公克
雞蛋…………………2 顆
無鹽奶油…………1 大匙
胡椒粉……………1 茶匙

1. 將豬肉的油花去除後，正反面撒上適量的胡椒粉。
2. 利用中火將平底鍋預熱，若手掌貼近平底鍋底時，可以感覺到熱度，再放入奶油（奶油放入平底鍋時會發出滋滋的聲響）。
3. 將豬肉放入融化的奶油中，調成中小火，顏色煎至兩面呈現誘人的金黃色即可。
4. 將雞蛋打入加了奶油的平底鍋內，蛋白邊緣煎至呈現金黃色，煎脆即可，不需要翻面。
5. 將烤好的豬肉和煎蛋裝盤，撒上胡椒粉，即可食用。

TIP

- 豬排肉選擇有一定厚度的瘦里肌肉，等到烤熟後可以吃到外脆內嫩的口感。
- 建議使用優質的無鹽奶油。若想將牛排的兩面和雞蛋的邊緣部位烤脆，可以使用大火。

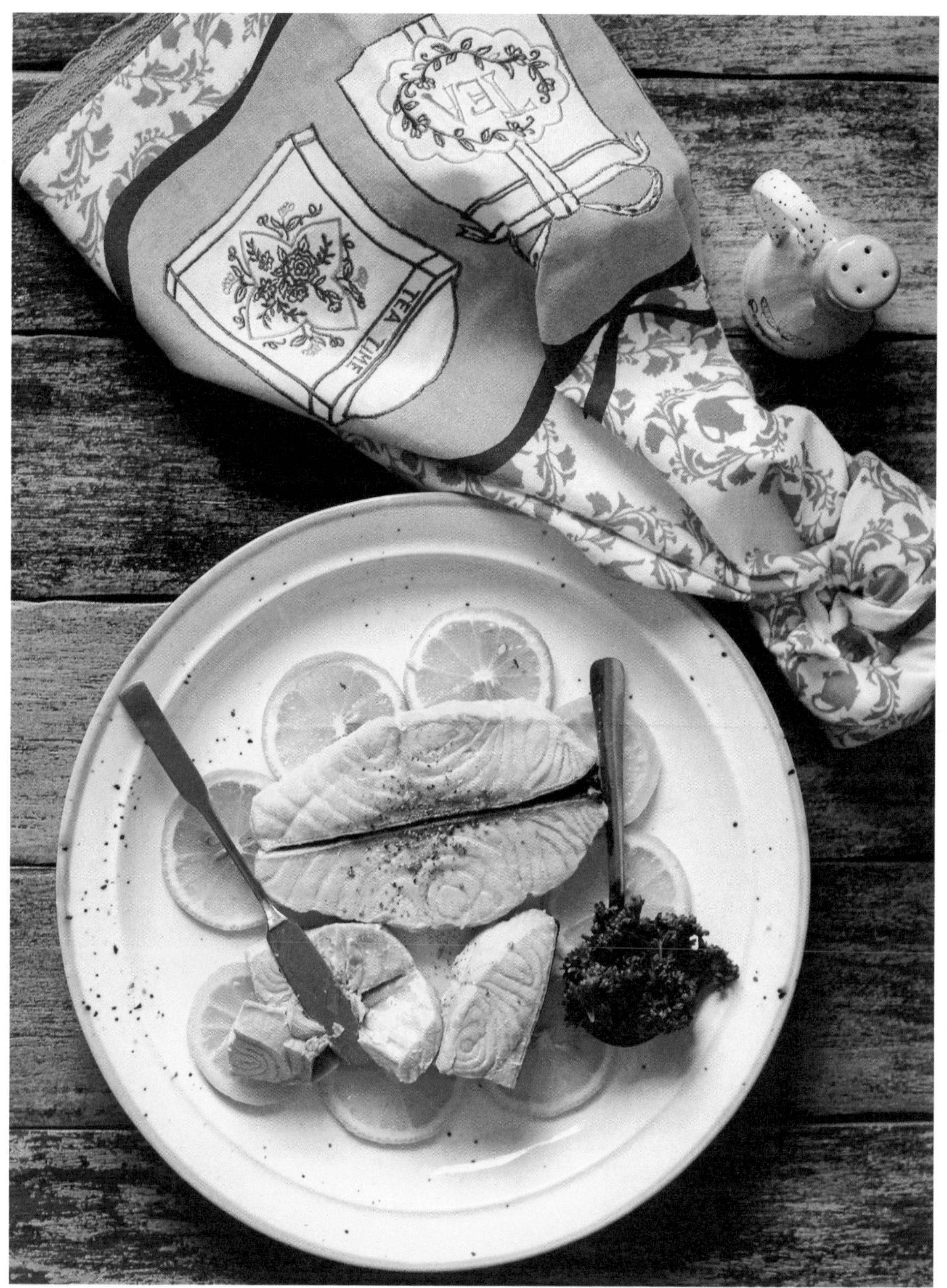
TEA
TEA TIME

2090

5. 檸檬鮭魚排

大家對於鮭魚的反應明顯有所不同，大部分是女生比男生更喜歡吃鮭魚。我建議 1 個星期吃 1 ～ 2 次鮭魚，可以得到必要的脂肪酸 Omega-3。鮭魚的價格不便宜，而且保存也很講究，所以生吃鮭魚多少會有些經濟負擔。所以建議主婦到超市買好菜後，到海鮮區看到鮭魚促銷，也可趁機購買。回家後，放到檸檬熱水中川燙，就成為清爽的高級料理。

鮭魚…………1 ～ 2 塊
檸檬……………1/2 顆
胡椒粉…………1 茶匙

❶ 將鮭魚沖洗乾淨。
❷ 檸檬洗淨後對半切開，將一半的檸檬，切成均勻的薄片，另一半擠出檸檬汁。
❸ 起一鍋水，放入切好的檸檬片煮沸。
❹ 水沸騰後，將鮭魚放進鍋內煮5～8分鐘（可以依據個人喜好調整時間）。
❺ 將鮭魚裝盤後，淋上檸檬汁和胡椒粉，即可食用。

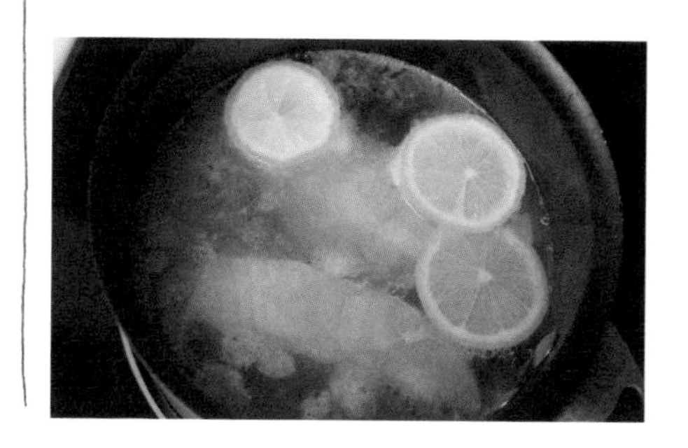

TIP

⊙ 在起司優格黃芥末醬（請參考 P152）裡加入洋蔥丁，搭配鮭魚排會更加美味。
⊙ 鮭魚的體積大壽命長，因此可能會含有很高的重金屬儲存量，建議孕婦盡可能不要攝取。

2090

6. 自製美味肉乾

據說肉乾以前是貴族才有的高級食物。記得小時候，我和爸爸搶著吃美國姨媽寄來的「牛肉乾」，它有原味和辣味 2 種口味，而且越嚼會越香。現在雖然不會吃市售的肉乾了，但偶爾還是會做，當作零食享用。

牛肉……………500 公克
辣椒粉、胡椒粉…………
……………各 1 ～ 2 大匙
檸檬汁……………1 大匙
液態羅漢果代糖‥4 大匙
椰子醬油1 大匙（附加）

工具

食品烘乾機、密封容器

❶ 將廚房紙巾用熱水浸濕後，輕輕擦拭牛肉去除血水。

❷ 碗內放入辣椒粉、胡椒粉、檸檬汁、液態羅漢果代糖，可以選擇性的加入椰子醬油，混合攪拌均勻。

❸ 將牛肉放入作法②中攪拌均勻後，放入密封容器醃漬一晚使其入味。

❹ 設置好食品烘乾機的溫度和時間後，將醃漬好的牛肉放入烘乾即可（根據不同的烘乾機，用法會有所不同，根據產品的說明書操作即可）。

TIP

- 除了牛肉以外，還可以選擇鮭魚、比目魚等魚類，或水果和蔬菜，可以不加任何調味料。
- 如果沒有時間，也可以將拌好的牛肉直接放入烘乾機。
- 為使牛肉入味，可以塗抹大量的醬料，但烘乾時最好保持極少的醬料。
- 椰子醬油是從椰子原汁中提取的氨基酸汁液製作而成的，與傳統醬油味道相似，含糖量為 0，鈉的含量只有一般醬油的 30%（可以透過 amazon.com 購買）。如果沒有椰子醬油可以使用一般醬油，用水稀釋到最淡或者完全不使用也無妨。

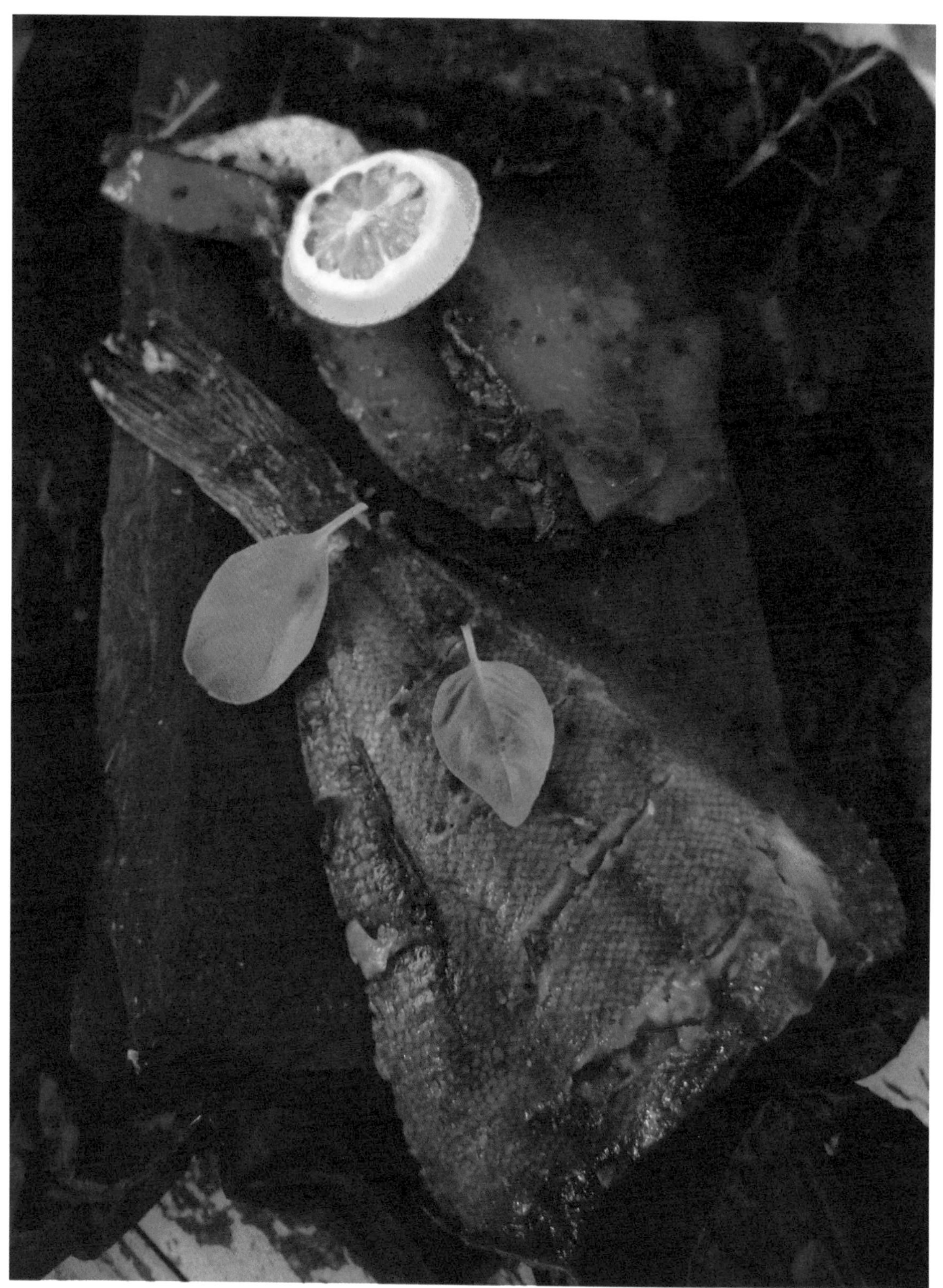

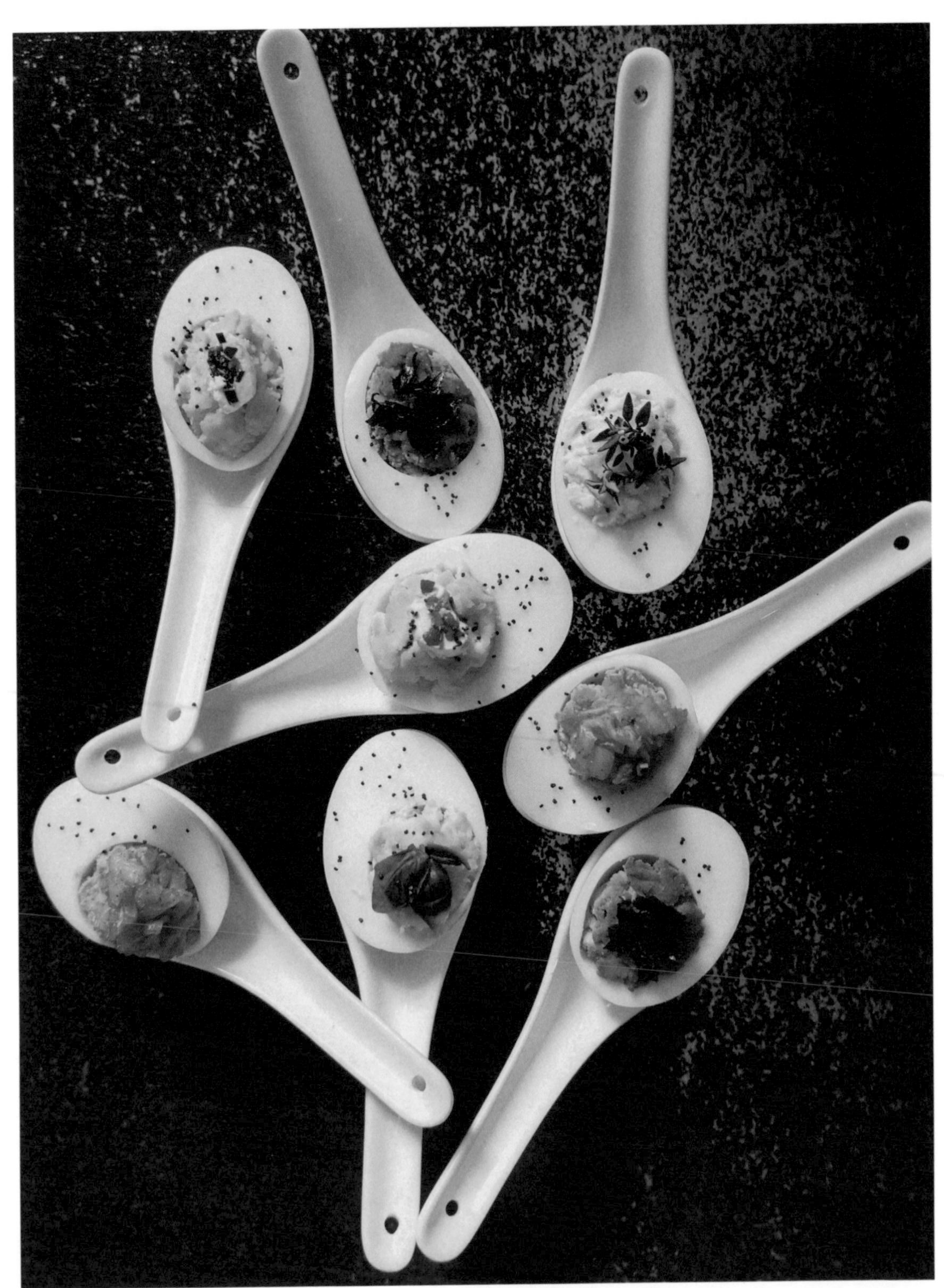

2090

7.EGG CANAPE（雞蛋開胃菜）

「Egg Canape」追溯到羅馬時代的原名為「魔鬼蛋 deviled egg」，將水煮蛋對半切開挖出蛋黃，加入美乃滋、黃芥末或胡椒粉等混合攪拌後，再放回蛋白中的開胃小菜。在美國等地，它也是萬聖節時很受歡迎的代表料理，是招待客人時，很有特色的料理，因為沒有固定的形式，所以可以參考食譜，創造出屬於自己的「Egg Canape」料理。

雞蛋…………………4 顆
液態羅漢果代糖………1/8 茶匙（每 1 顆蛋黃）
粗鹽…………………適量
紫菜粉、羅勒葉、辣椒粉、泡菜丁、綠芥末……………………適量

❶ 起一鍋滾水加入粗鹽，放入整顆雞蛋煮15分鐘左右。
❷ 煮好的雞蛋放入冷水中，待完全放涼後剝掉蛋殼，把雞蛋漂亮的切成兩半。
❸ 利用小湯匙小心地把蛋黃從蛋白中分離出來，放在碗內加入液態羅漢果代糖攪拌均勻。
❹ 將攪拌均勻的蛋黃放回蛋白內，再利用紫菜粉、羅勒葉、辣椒粉等裝飾點綴。作法③中可以加入泡菜丁或綠芥末等。

2090

8. 雞肉漢堡排

雞肉有著柔軟的口感，不論什麼料理方法都很適合，而且雞肉具有不破壞其他食材原味的特色。再加上雞肉價格算是肉類中相對便宜的，因此成為經常使用到的食材。

雞胸肉…………350 公克
蛋黃……………1 ～ 2 顆
荷蘭芹……………1/4 杯
胡椒粉、辣椒粉、咖哩粉、
乾辣椒……………1 茶匙
橄欖油（或無鹽奶油）
………………………1 茶匙
水……………………適量

工具

手持式攪拌機

❶ 用浸濕溫水的廚房紙巾擦拭雞胸肉。

❷ 攪拌機內放入雞胸肉、蛋黃、橄欖油1/2茶匙、荷蘭芹、胡椒粉、辣椒粉、咖哩粉等喜歡的香料，攪拌成滿意的黏度（黏度可以透過蛋黃數量調整）。

❸ 乾辣椒切碎後放入作法②中拌勻，捏成漢堡排的形狀。

❹ 預熱好的平底鍋內加入橄欖油1/2茶匙，放入漢堡排轉至中火煎1分鐘左右。平底鍋內倒入可以超過漢堡排厚度一半量的水後，蓋上鍋蓋以中火煮熟（這個方法叫做燉）。

❺ 水分完全蒸發後，漢堡排的表面會呈現金黃色，即可裝盤上桌。

TIP

⊙ 如果沒有手持式攪拌機，可以把請店家幫忙絞成碎肉，以便做成漢堡排的形狀。

⊙ 在烤雞肉漢堡排時，如果只在鍋內加入橄欖油烤，不僅時間長易烤焦，口感也會變得乾澀。但如果用燉的方法，便可以解決這些問題。如果是喜歡外脆內軟的口感，這個方法也可以用在其他的料理上。

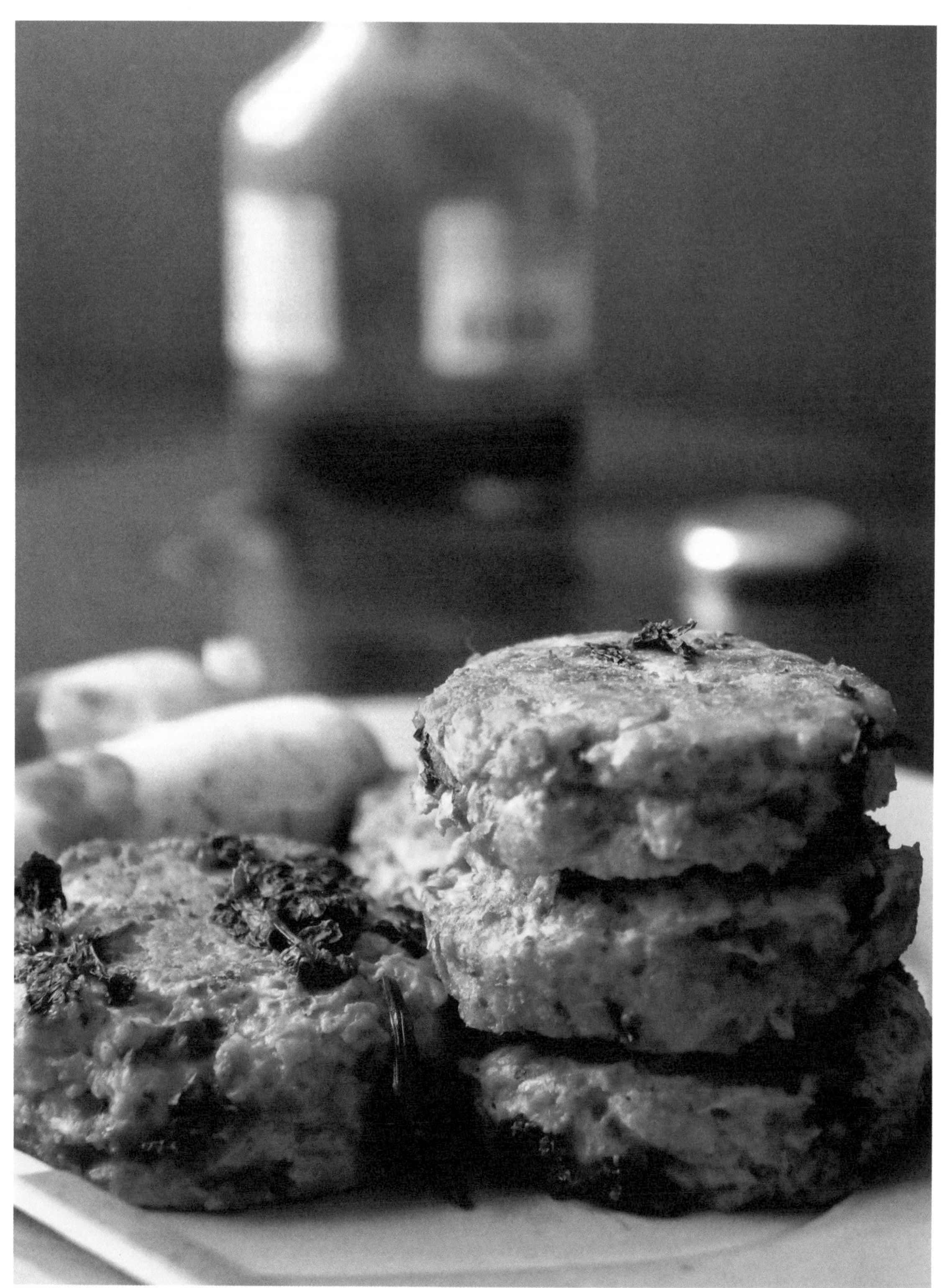

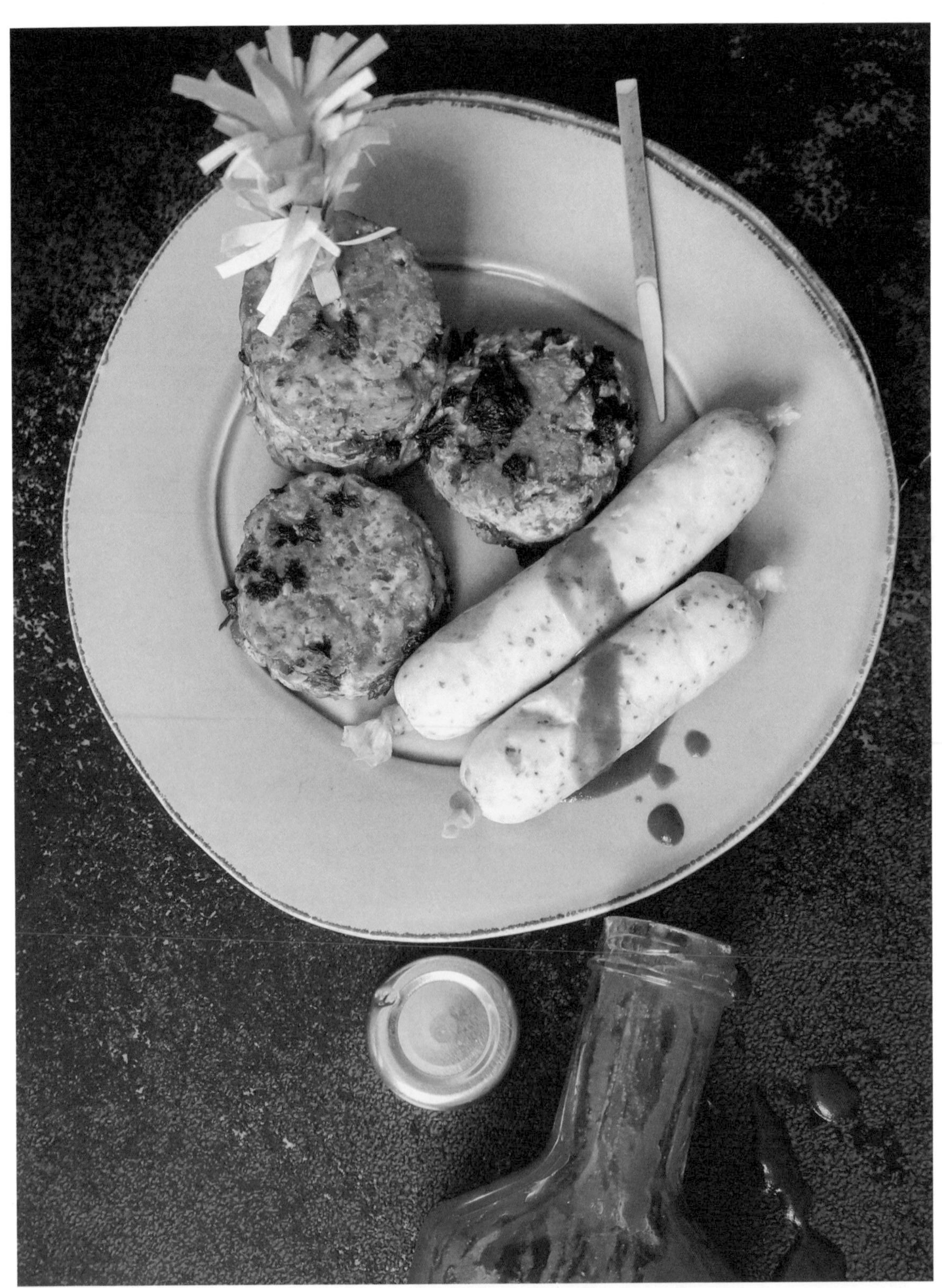

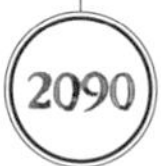

9. 雞肉香腸

讀書的時候，大家帶的便當是可以看出家裡的經濟條件。打開便當的瞬間，如果有香腸或雞腿，那表示他是中產階級以上的家庭。市售的香腸裡含大量精製鹽、砂糖、澱粉和各種化學添加劑。最近，在美國開始流行起在家裡製作酸黃瓜、起司和香腸。出於好奇心我也跟著做了一次，這竟然比想像的還簡單，味道也很不錯。

雞肉漢堡排……300 公克
腸衣……………50 公分
水…………………適量

工具

擠花袋、直徑 1 公分圓形擠花嘴

1. 腸衣準備成10～15公分的長度最合適，並稍微泡水。
2. 將雞肉漢堡肉餡，放入安裝好擠花嘴的擠花袋中。
3. 擦乾腸衣上的水分，先將腸衣的一端綁好。利用擠花袋將漢堡肉餡填滿腸衣，最後繫好另一端。
4. 起一鍋滾水，水量要能蓋過香腸，以中火水煮或蒸熟。
5. 香腸熟透後，撈出放涼。搭配起司優格（請參考P152）或番茄醬（請參考P174）會更加美味。

TIP

- 購買腸衣的時候，建議最好選擇 100% 牛肉明膠製成。
- 將漢堡肉餡填入腸衣時，不要太快速地填滿，腸衣容易撕裂，或是空氣進入使香腸變得鬆軟，所以最好慢慢地操作。為了在料理時腸衣不會裂開，最好填滿至 90% 最為理想，有空氣的部分可以利用牙籤穿孔把空氣排出。
- 香腸可以選擇川燙或蒸煮的方法。除了雞肉以外也可以選擇使用牛肉、豬肉、蝦仁等食材。

第 2 階段－「無糖飲食」食譜

本階段與主要攝取動物性蛋白質和水分的第 1 階段的斷糖排毒食譜，不同的地方是，第 2 階段的料理中增加了蔬菜，因此料理種類和方法也變得更多樣化。但嚴格控制糖分，這個基本原則沒有改變。

事前準備工具

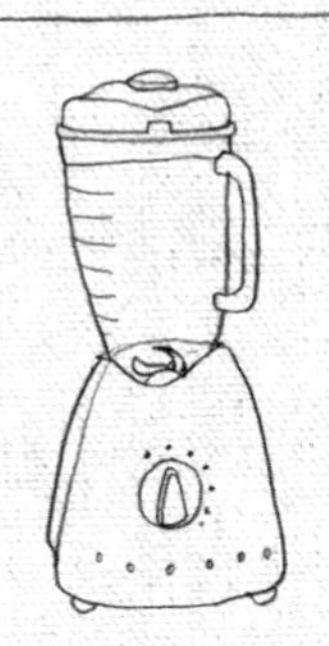

攪拌機和食物調理機

磨碎或切剪食材的機器，在家用料理道具中，價格不便宜，種類也很繁多。攪拌機和食物調理機，二選一即可。最近還出了可以打磨冰塊的新產品，建議選擇耐久性好，具有多種功能的產品。

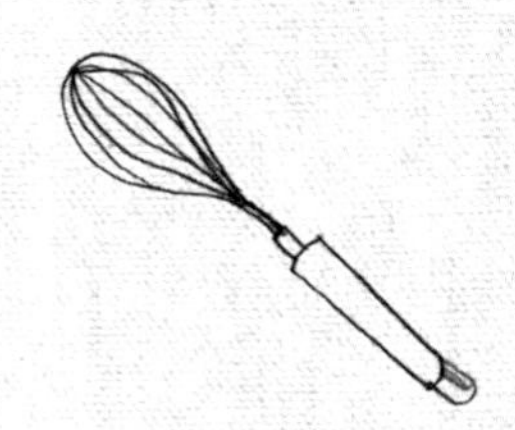

攪拌器

攪拌器大多為烘培用的工具，但在一般的料理中也會經常使用到它。中號的攪拌器使用的範圍最廣，如做蒸蛋時的打蛋液，或利用雞蛋蛋白製作美乃滋等。從 2090 自主料理初期階段開始，便會使用到它，所以建議準備 2 種不同大小的攪拌器。

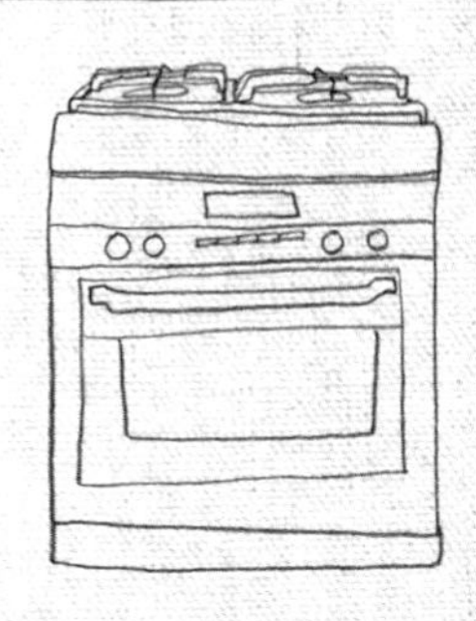

烤箱

對於料理新手來說，烤箱多少會是有些負擔的工具。首先是大小，其次是價格，它可以說是家用料理工具中最貴的產品了。但我還是建議多花些錢買一個耐用的烤箱。如果是對料理很有興趣的人，烤箱絕對會是「必備品」！我狠下心購買了價格不菲的德國製烤箱，用了好多年也不曾壞。

2090

1. 特製萬用醬料

在第 1 階段介紹的起司優格和第 2 階段要介紹的萬用蔬菜醬、番茄肉醬和美乃滋醬，是任何料理都可以搭配的醬料。放入密封容器內冷藏保存，至少可以使用 2 個星期～ 1 個月。因為是用了比冷色系含糖量高的暖色系蔬菜，所以在食用時，注意不要過度攝取。

萬用蔬菜醬

彩椒（黃色，紅色）4 個
迷你南瓜⋯⋯⋯⋯2 個
洋蔥⋯⋯⋯⋯⋯⋯1 個
小番茄⋯⋯⋯⋯⋯20 顆
胡椒粉，新鮮荷蘭芹
⋯⋯⋯⋯⋯⋯⋯1 茶匙
橄欖油⋯⋯1 ～ 2 大匙
水⋯⋯⋯⋯2 ～ 3 大匙

工具

食物調理機

1. 彩椒、南瓜、洋蔥和小番茄洗淨。
2. 彩椒和南瓜以四等分切開去籽，洋蔥切成適合放進烤箱的大小。
3. 切好的蔬菜放在烤箱托盤上，在上面淋上足夠的橄欖油和胡椒粉。
4. 蔬菜烤至輕微燻黑需要30～40分鐘，烤好後放涼。
5. 將烤好的蔬菜和荷蘭芹放入食物調理機中，打至粘稠的泥狀。如果過於粘稠，機器可能無法運作，此時加入少量的水，打成符合自己需要的黏度。

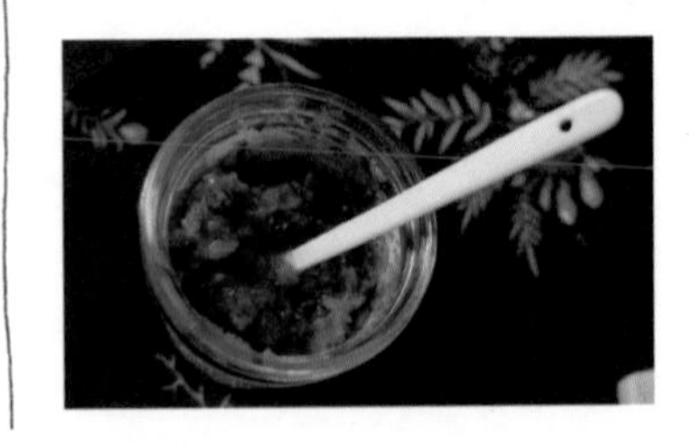

TIP

- 作法④烤好的蔬菜也可以直接食用。
- 南瓜會比其他蔬菜需要更長的時間烤熟，建議可以先蒸再烤。
- 萬用蔬菜醬中加入水、牛奶或優格（請參考 P151）等，再加入少量的鹽，也可以做成濃湯。

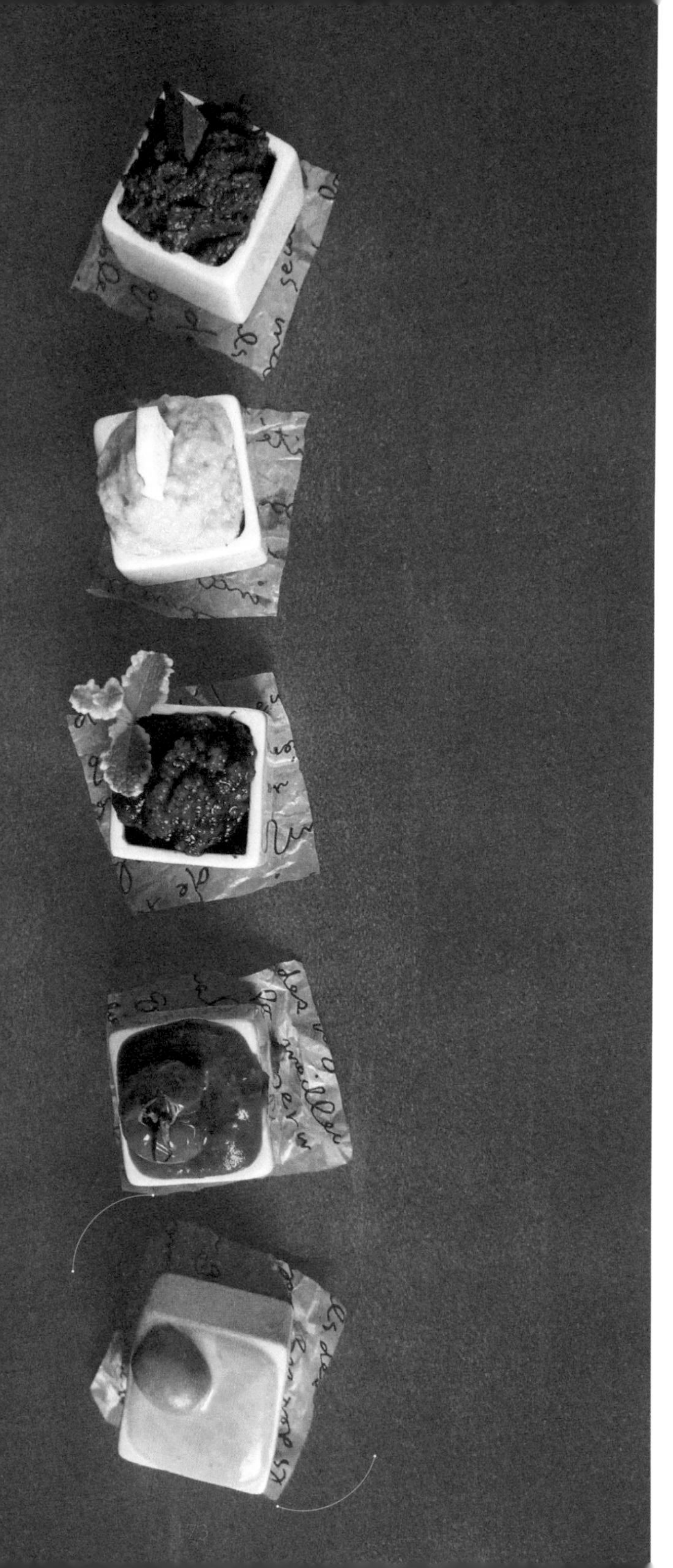

番茄肉醬

雖然比起市售的番茄醬味道還淡，但是自製的番茄降低鈉又健康，是瘦身時最佳沾醬。

瘦牛絞肉⋯⋯⋯150 公克
瘦豬絞肉⋯⋯⋯150 公克
荷蘭芹、洋蔥⋯⋯適量
番茄泥⋯⋯⋯⋯⋯1/2 杯
明膠粉⋯⋯⋯⋯⋯1 茶匙
月桂葉⋯⋯⋯⋯⋯⋯1 片
檸檬汁⋯⋯⋯⋯1/2 茶匙
羅漢果代糖‥1～2 大匙
橄欖油⋯⋯⋯⋯⋯1 茶匙
水⋯⋯⋯⋯⋯⋯⋯1 大匙

1. 將牛絞肉和豬絞肉混合均勻，荷蘭芹和洋蔥切丁。
2. 鍋內倒入橄欖油，將作法①以中火炒至半熟。
3. 作法②中加入番茄泥、明膠粉、月桂葉、檸檬汁和水，以中火將絞肉煮熟。此時要留意不要讓湯汁溢出鍋外，注意調節火候。
4. 絞肉完全熟透，水分減少，達到適當黏稠度後熄火，加入羅漢果代糖攪拌均勻。
5. 待涼後裝入密封容器保存。（2～3個星期內使用）。

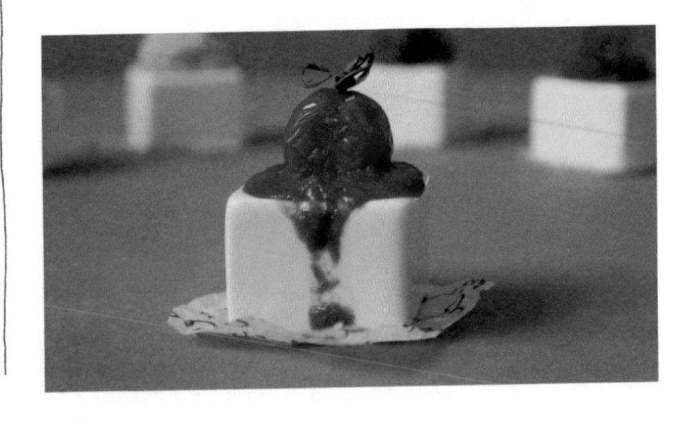

TIP

- ⊙ 番茄泥使用 100% 番茄，若使用番茄糊，可以將番茄泥的量減半，另一半以番茄糊取代。絞肉量可以依據跟人喜好決定，也可以用蘋果醋取代檸檬汁。
- ⊙ 明膠粉有提高料理黏度的作用，也可以使用洋菜粉等。
- ⊙ 若喜歡香料，可以加入五香粉調味。

美乃滋

製作美乃滋使用的橄欖油，比起特有的頂級初榨橄欖油，選擇強度低的一般橄欖油更加適合。

蛋黃……………………3 個
法式黃芥末醬……2 大匙
檸檬汁…………1/2 茶匙
橄欖油………………2 杯
胡椒粉………………適量

工具

攪拌器

❶ 將蛋黃、法式黃芥末醬和檸檬汁，放入攪拌盆中攪拌均勻即可。

❷ 在作法①中，緩慢地少量倒入橄欖油，一邊用攪拌器拌勻。

❸ 最後，以胡椒粉調味，即可食用。

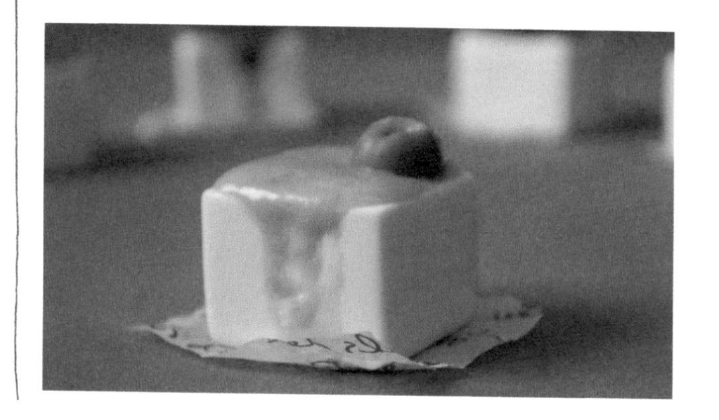

TIP

⊙ 注意不要讓橄欖油和蛋黃分離，要慢慢地分多次倒入橄欖油。

2. 香草橄欖油冰磚

香草富有的天然香味，在料理中有畫龍點睛的作用。不僅如此，新鮮的香草還含著大量的維生素和礦物質，有著藥草的功效。但是它比蔬菜和水果的保存期限短，而且很容易枯萎，所以購買後沒有使用完的香草，可以加水或橄欖油冷凍成冰塊。除了香草，食用花也可以利用這個方法保存。

香草（迷迭香、羅勒、百里香等）⋯⋯⋯1 茶匙
食用花⋯⋯⋯⋯⋯1 茶匙
橄欖油⋯⋯⋯⋯⋯1 茶匙
水⋯⋯⋯⋯⋯⋯⋯⋯適量

工具

製冰盒

1. 將香草和花剪成可以放進製冰盒的大小，製冰盒內倒入水或橄欖油後冷凍。
2. 冷凍好的香草冰磚可以用在飲料中，橄欖油冰磚可以用在料理中讓食物別具風味。

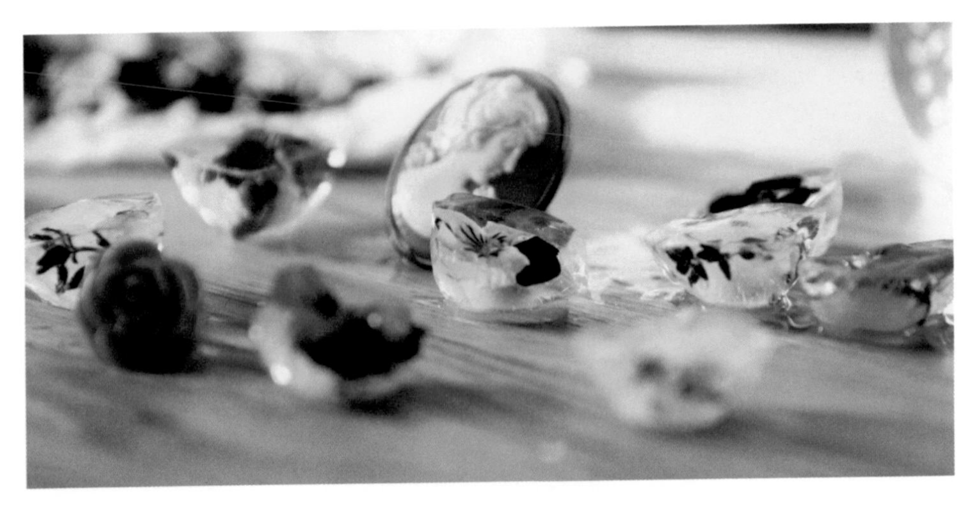

2090

3. 香草花茶和雞尾酒

新鮮的香草和食用花是我非常喜歡使用的食材，不僅在肉類和蔬菜料理中會使用到，在烘培麵包、餅乾和製作甜品時也很適用。市售的茶包大部分是乾燥香草，但大部分都含有咖啡因和甜味劑。所以我會用新鮮的香草和食用花泡茶，或利用無糖氣泡水調製成清涼爽口的雞尾酒。

洛神花··········1/2 大匙
薰衣草··········1/2 大匙
迷迭香················2 枝
薄荷·············1/2 大匙
食用花··········1/2 大匙
液態甜菊糖·····1 ～ 2 滴
水················500 毫升
無糖碳酸水·····500 毫升

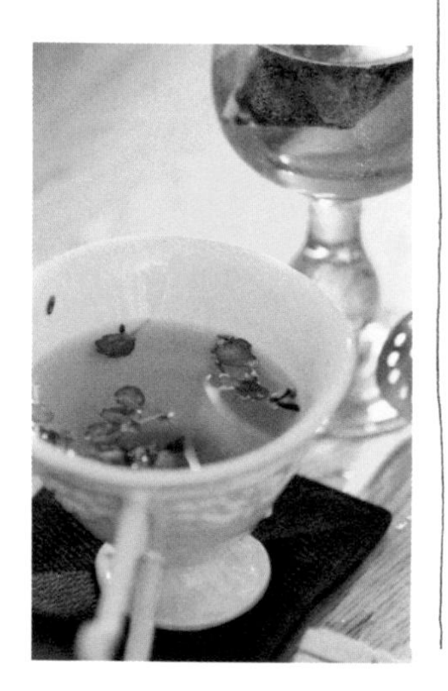

❶ 香草和食用花泡水後，沖洗乾淨。
❷ 根據喜好選擇香草和食用花的組合放入杯中。
❸ 將滾水倒入作法②中，燜約5～10分鐘。
❹ 加入1、2滴液態甜菊糖，攪拌均勻後即可飲用。
❸ 製作雞尾酒時，為了提高濃度，減少水的用量或是拉長泡製的時間。完全待涼後加入無糖氣泡水，再根據喜好添加甜菊糖。

TIP

⊙ 迷迭香如果泡的時間過久，會無法品嚐出原有的天然味道，所以最好不要燜超過 10 分鐘以上。

2090

4. 有機綠色蔬果汁

隨著素食主義的盛行，以綠色蔬菜和低糖度柑橘類的水果為主材料製成的「綠色果汁」和「綠色果昔」，被譽為是最強排毒果汁，並掀起了人們追捧的熱潮，隨之相關料理書也跟著陸續出版。只喝原液的綠色果汁，雖然會比喝果昔的營養成分高，但因為原液的量少，所以很難估計出蔬菜所需用量。而且每個人對新鮮蔬菜的膳食纖維反應不同，有的人會出現腹脹，因此建議將蔬菜稍用熱水燙熟後再製作。

菠菜……………1/3 把
青花菜…………1/4 顆
荷蘭芹……………1 枝
黃瓜……………1/2 根
捲心菜……………3 片
檸檬汁…………1 大匙
甜菊糖（粉末或液體）
……………………1 茶匙

工具

攪拌機

❶ 川燙菠菜和青花菜時要注意不要燙得過熟，熱水燙過後再以冷水沖洗瀝乾。

❷ 將作法①和荷蘭芹、黃瓜、捲心菜切好後，再與檸檬汁和甜菊糖放入攪拌機。

❸ 最後將作法②倒入杯中，再配上檸檬片也很美味。

TIP

⊙ 如果加了水果就要特別注意糖的分量。
⊙ 推薦選擇升糖指數較低的草莓、蘋果和葡萄柚等。
⊙ 比起番茄和紅蘿蔔這類暖色系的蔬菜，建議選用冷色系的綠色蔬菜。

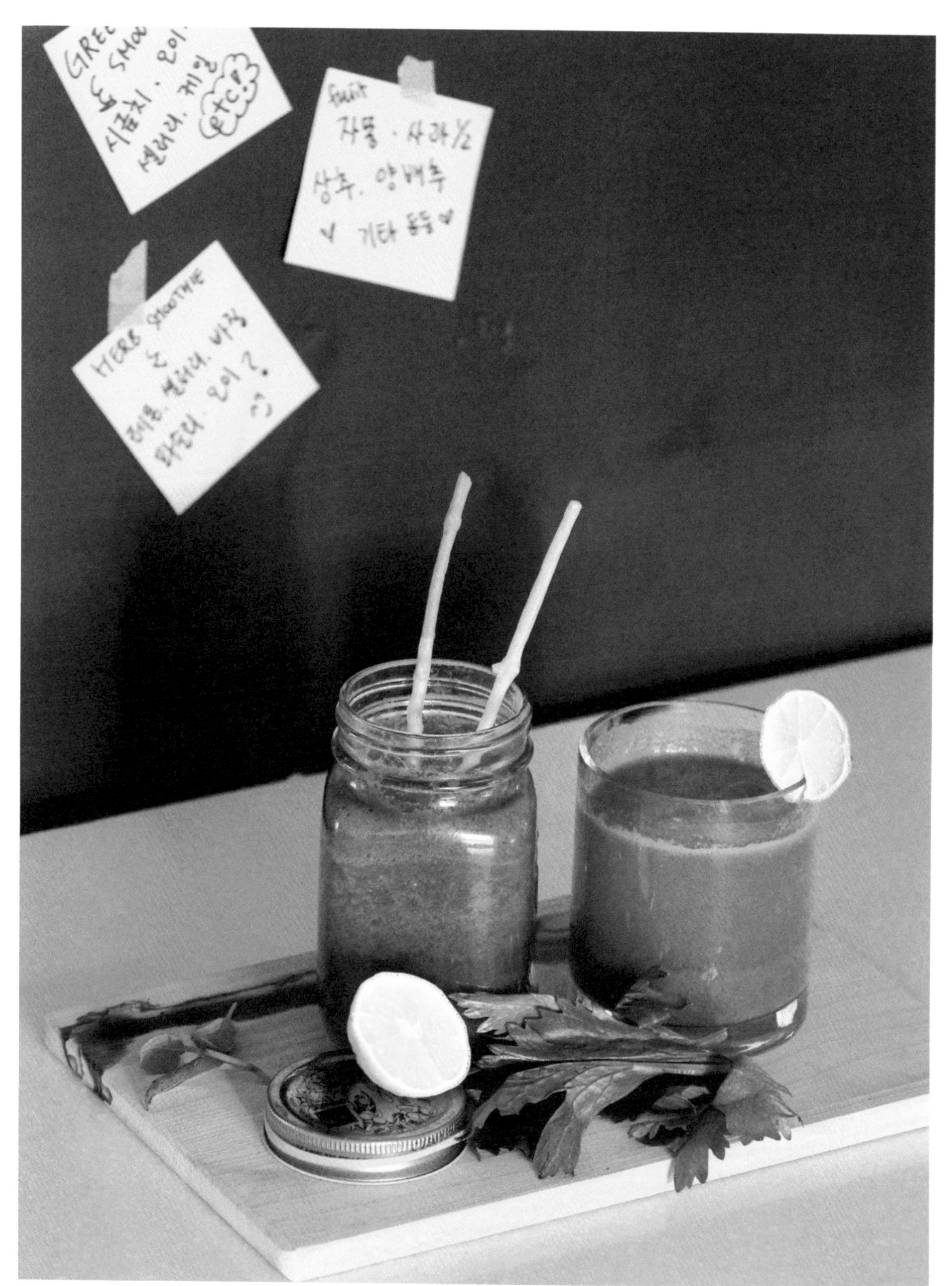
시금치 . 오이
셀러리. 케일
etc.
fruit
자몽 . 사과 1/2
상추. 양배추
기타 등등
HERB SMOOTHIE
레몬. 셀러리. 바질
파슬리. 오이?

2090

5. 牛肉壽喜燒

蘿蔔昆布湯頭

無鹽昆布⋯⋯⋯⋯⋯1 張
⋯⋯（5X10 公分左右）
柴魚片⋯⋯⋯⋯1 ～ 2 把
蘿蔔乾⋯⋯⋯⋯⋯⋯1 把
水⋯⋯⋯⋯⋯⋯⋯⋯⋯5 杯

工具

過濾棉布

1. 擦去曬乾昆布上面的白色粉末後，放入裝好水的鍋裡煮20分鐘左右。
2. 以大火煮至沸騰時取出昆布。
3. 少量加入冷水，降低溫度後，再放入柴魚片。
4. 撈出鍋內漂浮的殘渣後，待柴魚片沉入鍋底後，用棉布過濾。
5. 在作法④中加入蘿蔔（蘿蔔乾），為了使蘿蔔的清甜味道散發出來，以中火煮20～30分鐘左右。

壽喜燒

牛肉片⋯⋯⋯⋯⋯⋯⋯400 公克（烤肉用）
白菜葉⋯⋯⋯⋯⋯⋯5 片
青蔥⋯⋯⋯⋯⋯⋯⋯⋯2 根
茼蒿菜⋯⋯⋯⋯⋯⋯5 枝
金針菇和香菇⋯各 1 袋
蛋黃⋯⋯⋯⋯⋯2 ～ 3 個
蘿蔔昆布湯頭⋯⋯⋯5 杯
清醬油（稀釋）⋯⋯適量

1. 蔬菜洗乾淨後，將白菜葉、蔥、茼蒿菜切成片狀。
2. 鍋內放入牛肉和切好的蔥，加入稀釋醬油翻炒，再倒入蘿蔔昆布湯頭。
3. 在作法②中加入蘑菇和切好的白菜葉及茼蒿菜，注意不要讓鍋燒乾。
4. 在小碗中打入蛋黃，攪拌後撈出煮好的食材沾些蛋黃，即可食用。

TIP

- 除了牛肉，還可以使用豬肉或雞肉。
- 也可以加入小魚餅，小魚肉餅是將魚肉放入攪拌機，攪碎後加入蛋黃和蔥末做成的圓形魚餅。

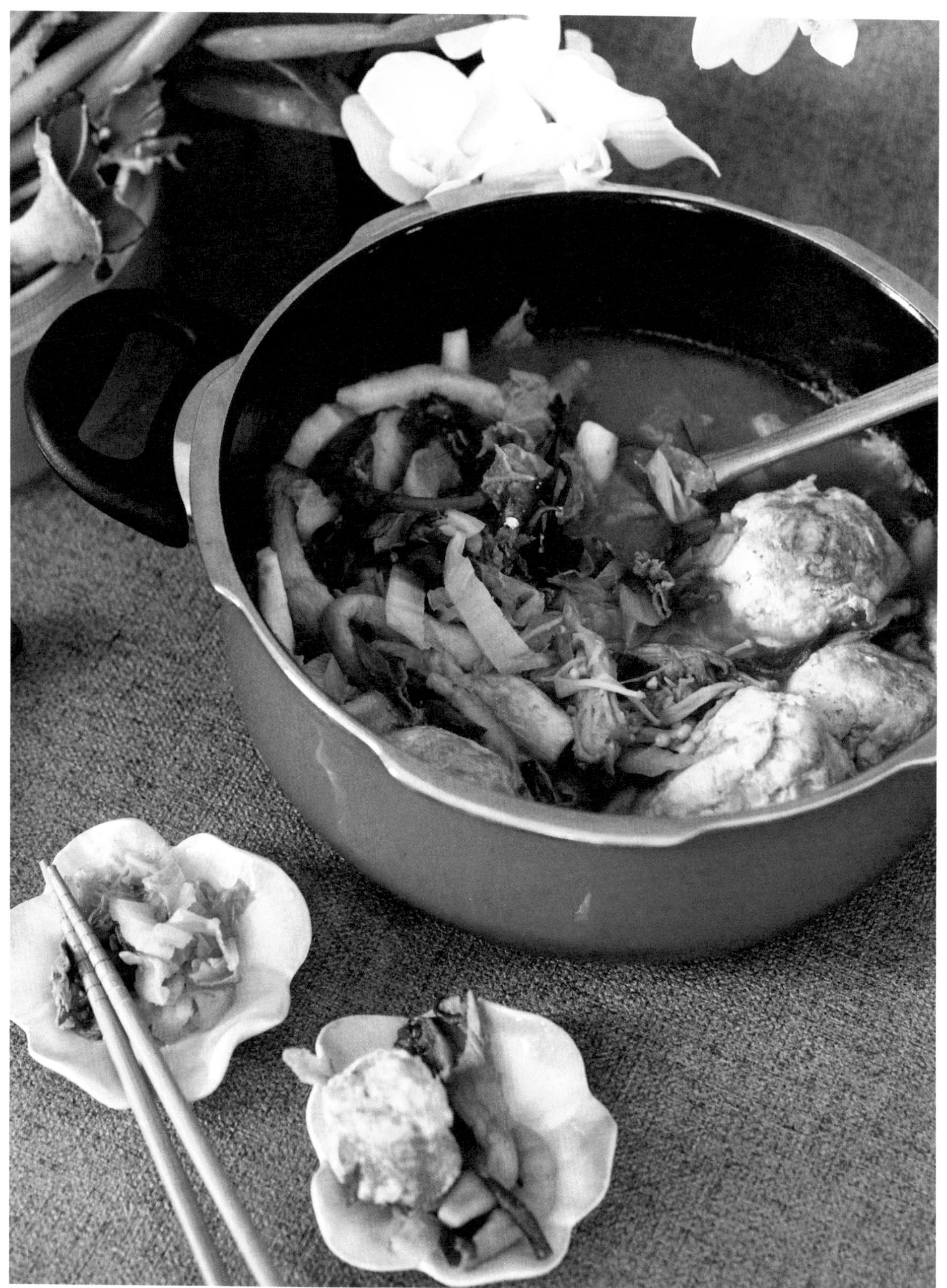

2090

6. 南瓜雞肉捲

日本的晨間節目是我非常喜歡收看的電視節目，裡面會介紹很多實用的生活訊息。我現在要介紹的這道菜，就是在收看節目時，從中學到的「100% 活用錫箔紙」的方法。一開始我抱持著試試看的心態，但最後成品的口感和方便性吸引了我，所以直到現在，我還會用這個方法料理。南瓜和香草的結合，做出營養和外觀都是滿分的南瓜雞肉捲。

雞胸肉…………350 公克

南瓜…………………1 顆

迷迭香（百里香、荷蘭芹）

…………………5 ～ 6 枝

胡椒粉……………適量

工具

錫箔紙、料理用線

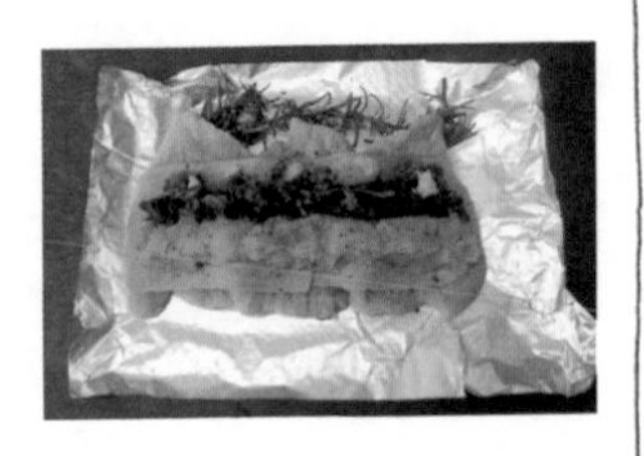

1. 利用肉鎚輕輕地將雞胸肉敲成大片的肉片，注意不要敲得四分五裂，然後在正反面撒上胡椒粉。
2. 南瓜蒸好後去籽，將南瓜果肉挖出來，利用湯匙壓碎做成南瓜泥。
3. 將迷迭香（百里香、荷蘭芹）洗乾淨。
4. 準備好錫箔紙，舖上雞胸肉。將雞胸肉一片一片壓邊重疊舖好。
5. 在舖好的雞胸肉中間，抹上南瓜泥。
6. 南瓜泥上再整齊的排放好迷迭香（百里香、荷蘭芹）。雞胸肉旁邊也可以再放些迷迭香。
7. 像捲紫菜捲一樣捲好錫箔紙，再用料理用線綁好固定。
8. 烤箱預熱至180～200℃後，烤12分鐘左右。
9. 烤好取出待涼後，將錫箔紙打開，小心切開注意不要破壞外觀。

TIP

- 放入南瓜泥之前，舖上少量天然火腿，會讓味道更加清淡可口。
- 在南瓜泥中加入庫耶爾起司或帕馬森起司，可以品嚐到濃郁的奶香味道。（但這個方法僅適用第 3 階段）

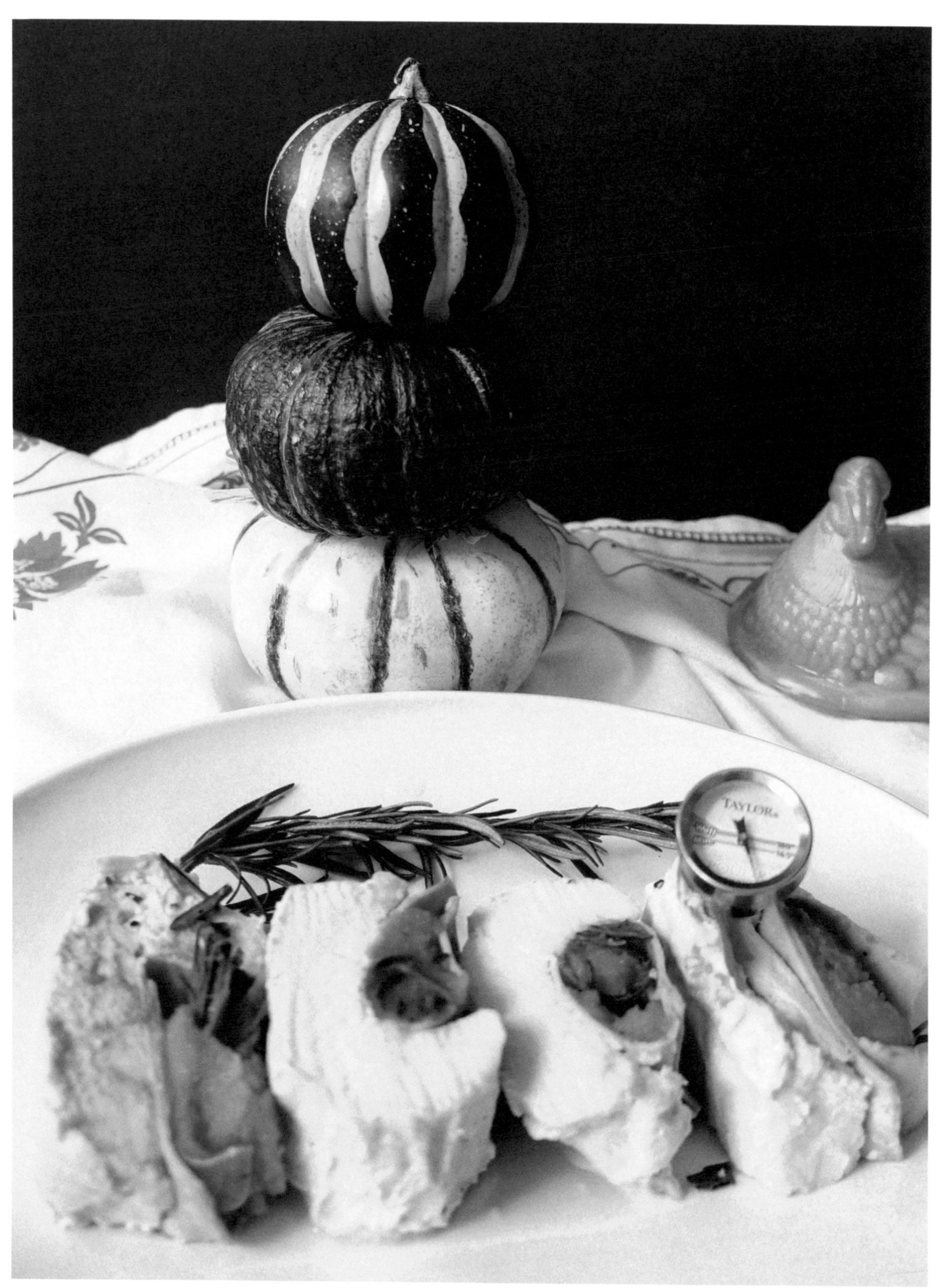
TAYLOR

2090

7. 海陸綜合套餐

說到高級料理，會讓人馬上聯想到用魚貝類煮出的清爽海鮮湯和烤牛排。現在，不一定要去餐廳才能吃到這些美食，在「控制糖分計劃 2090」的食譜中也可以品嚐到。

海鮮牛排餐 Surf&Turf

海鮮牛排餐是我到美國朋友家做客時，她丈夫親自做的料理。因為一個盤子裡擺了龍蝦和明蝦等海鮮食材，以及牛排。海鮮牛排餐？乍看之下可能會覺得這個組合很不搭，但品嚐以後，會覺得這是難以忘懷的美食

牛肉（牛排用）…………………………300 公克
龍蝦……………500 公克
胡椒粉……………1 小匙

❶ 燒烤架點木炭準備好火，烤牛排時撒上胡椒粉。
❷ 將龍蝦洗乾淨後，不用處理，將整隻放在烤架上烤，直到蝦殼變紅、蝦肉變白即可。
❸ 將牛排和龍蝦一起裝盤，撒上胡椒粉，即可食用。

TIP
⊙ 烤龍蝦比烤牛排的時間長，請掌握好時間。

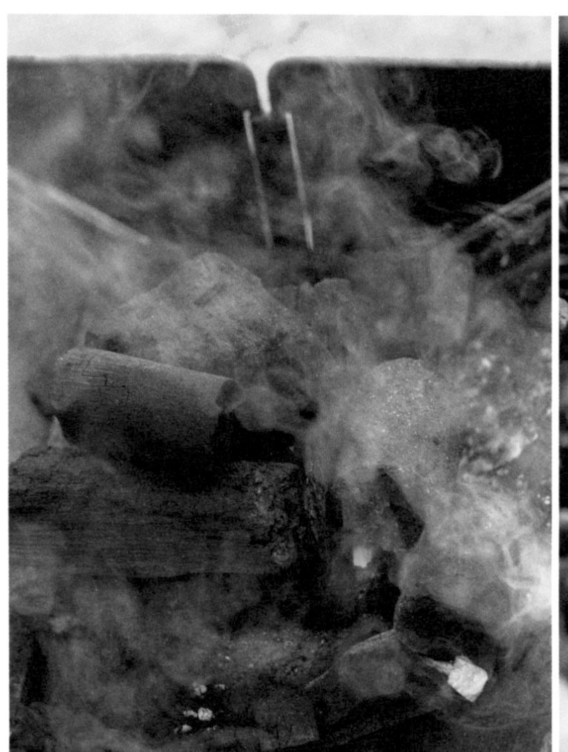
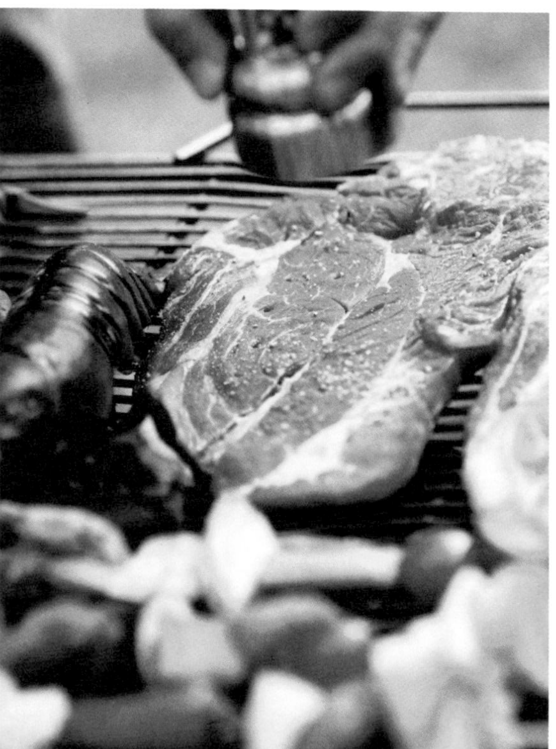
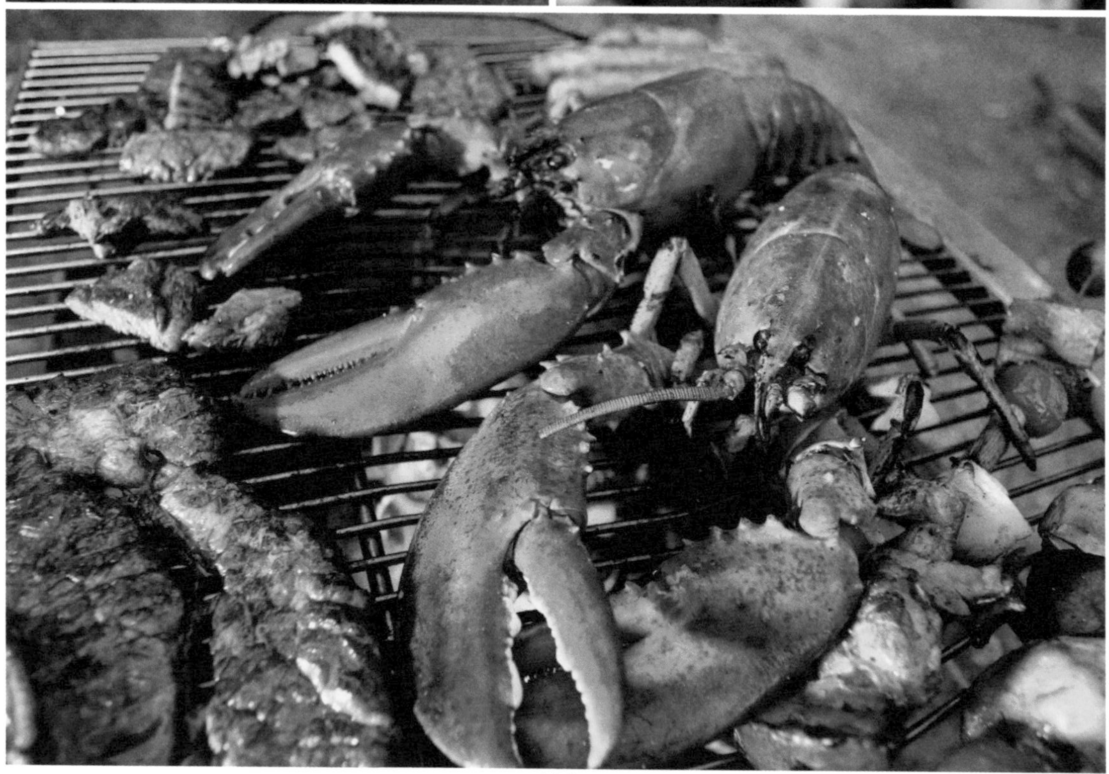

清爽蛤蠣湯

看到一位攝影師老同事在網路貼出的照片，從照片得到靈感做出的蛤蠣湯，幾乎沒有鹽分的清新爽口海鮮料理。

蛤蠣………………20 顆
蔥………………2～3 根
辣椒……………2～3 條
海帶（昆布）……適量
金針菇……………1 包
蘿蔔昆布湯頭……5 杯
粗鹽（吐沙用）…適量

1. 蛤蠣泡在鹽水中吐沙後，洗乾淨待用。
2. 蔥切成粗塊，辣椒斜切成條狀。
3. 將海帶泡開，並多洗幾次直到洗乾淨後，切成方便食用的大小。
4. 金針菇洗乾淨後切除根部。
5. 將所有的材料放入蘿蔔昆布湯頭（請參考P180）煮熟即可上桌。

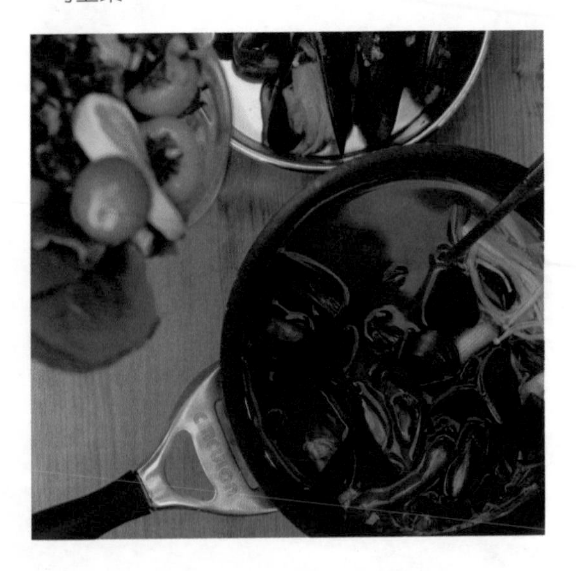

TIP

- 可以依據喜好的程度調整辣椒的用量，也可以使用辣椒粉。
- 湯頭內加入蛤蠣煮開時，可能會出現白色渣沫，需用湯匙撈乾淨。

鮮蔬烤肉串

蔬菜烤肉串是很受大家歡迎的食物之一，還有小朋友們喜歡的辣年糕串和魚板串等。東方人也很喜歡的土耳其式烤肉串，它不僅味道極佳，也可以使用做菜剩餘的蔬菜、肉類和海鮮來料理，可以說是一舉兩得的美食。

雞胸肉··········300 公克
牛肉（牛排用）··········
····················300 公克
蝦············10 ～ 20 隻
洋蔥····················2 個
茄子····················1 條
南瓜····················1 顆
彩椒····················1 個
青花菜·················1 顆
小番茄··············20 顆
液態羅漢果代糖··5 大匙
胡椒粉·············1 大匙
咖哩粉·············1 大匙
辣椒粉·············1 大匙
水····················1 大匙

工具

鐵製烤籤、手套、料理用刷子

❶ 雞胸肉和牛肉切成烤串適用的大小，蝦泡在水中去除鹽分。

❷ 洋蔥、茄子、南瓜、彩椒、青花菜洗乾淨後，切成烤串適用的大小，小番茄洗乾淨後備用。

❸ 蔬菜、牛肉、雞肉和蝦，間隔串在一起。

❹ 將液態羅漢果代糖、胡椒粉、咖哩粉、辣椒粉和水，混合攪拌均勻製成BBQ醬。

❺ 在肉串上均勻地塗抹BBQ醬後，放在準備好的炭火烤架上烤熟。

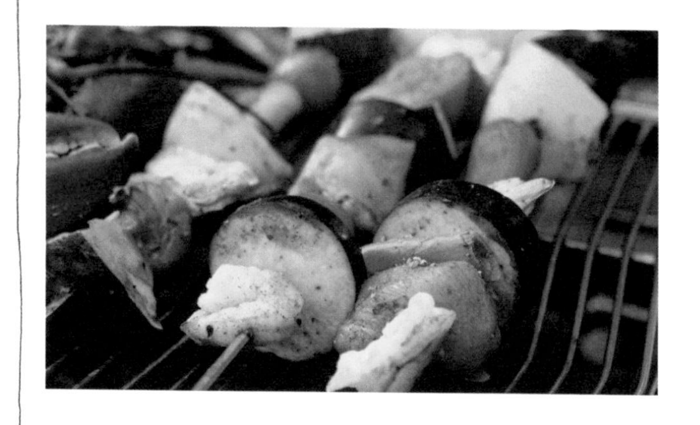

TIP

⊙ 蝦可以選用冷凍蝦。
⊙ 塗抹好醬汁的肉串，如果先醃漬一夜，會更入味好吃。
⊙ 咖哩粉不是用速食咖哩粉，而是 100% 咖哩粉。

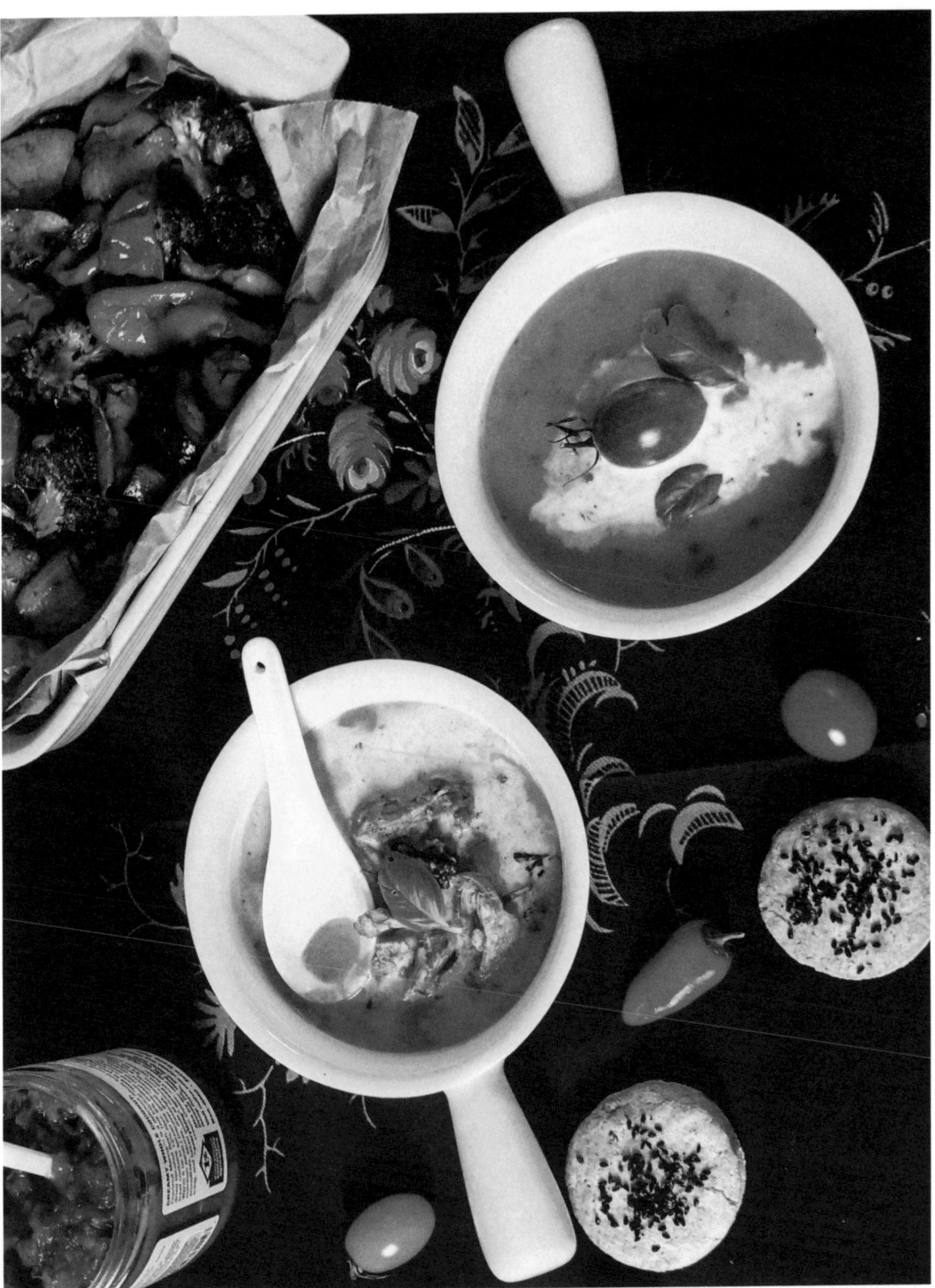

2090

8. 南瓜濃湯

南瓜屬於暖色系的蔬菜，適用於各種甜品和肉類料理。整顆南瓜蒸熟後，南瓜皮和南瓜肉分離開製成泥，成為綠色（皮）和黃色（果肉）兩種顏色的料理。在質感和糖度上，南瓜皮和南瓜肉還是有差異的，所以根據不同的喜好選擇即可。

南瓜…………………1 顆
鮮奶油（或起司優格）
……………………1 大匙
肉桂粉……………適量
羅勒葉……………3 片
水……………………1 杯

工具

攪拌機

❶ 南瓜切成四等分後放入電鍋蒸熟，蒸至用筷子戳時可以穿透到底即可。

❷ 蒸好的南瓜放涼後，去除籽和纖維質，挖出南瓜肉製成南瓜泥。使用攪拌機，可以使南瓜泥更加柔和順滑。

❸ 以中火將南瓜泥和水煮至沸騰。

❹ 將煮好的南瓜濃湯加入鮮奶油、肉桂粉和配上羅勒葉，會讓味道更加豐富。

TIP

- 根據南瓜的大小和容器的大小，蒸的時間會有所不同。
- 南瓜的表皮可以和南瓜肉一起做成南瓜泥，也可以只使用南瓜皮製成泥，它可以當作冰淇淋或零食食用。
- 第 3 階段以後，可以飲用南瓜籽製成的茶或曬乾後當作零食。
- 可以用南瓜香料或肉豆蔻代替肉桂粉。
- 用印度茶等泡茶的茶水，代替水使用會更有自然的甘甜味。

2090

9. 番茄肉醬櫛瓜麵

比起嫩櫛瓜，選擇長型、色澤深、果肉結實的櫛瓜更好，用專業削皮機將櫛瓜做成麵條的形狀。在剛做出的櫛瓜麵條裡加入番茄肉醬（請參考P174）或奶油醬等，不僅美味，外觀也很吸引人。

番茄肉醬櫛瓜義大利麵

櫛瓜⋯⋯⋯⋯⋯⋯⋯1 根
牛肉⋯⋯⋯⋯⋯150 公克
荷蘭芹⋯⋯⋯⋯2～3 枝
蛋黃⋯⋯⋯⋯⋯⋯⋯1 個
五香粉、肉豆蔻、胡椒粉⋯⋯⋯⋯⋯⋯⋯⋯⋯少量
番茄肉醬⋯⋯⋯⋯1/2 杯
橄欖油⋯⋯⋯⋯⋯1 茶匙
水⋯⋯⋯⋯⋯⋯⋯1 大匙

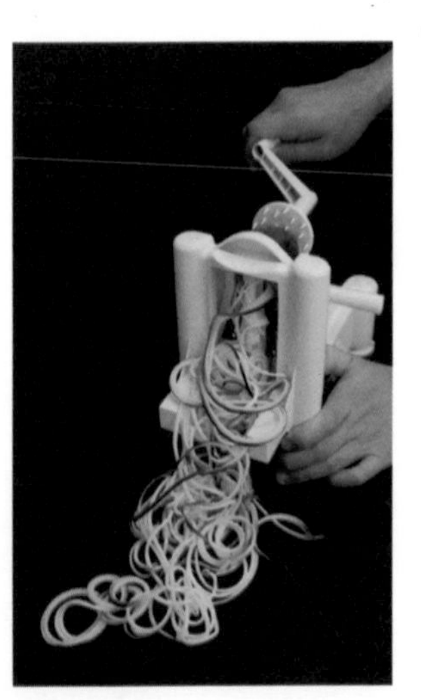

❶ 利用專業削皮機將櫛瓜削成義大利麵的形狀。
❷ 牛肉清理好血水後切成絞肉，荷蘭芹洗淨切成丁。
❸ 切碎的牛絞肉和切好的荷蘭芹、蛋黃、五香粉、肉豆蔻、胡椒粉一起混合攪拌均勻，用手揉成圓形的肉丸。
❹ 平底鍋內倒入少量的橄欖油，肉丸放入鍋內煎1分鐘左右，倒入約可以淹沒一半肉丸的水量，以中火煮至水分完全蒸發。
❺ 肉丸表面出現了淡淡的金黃色後熄火，將肉丸放入番茄肉醬（請參考P174）輕輕轉動使其沾滿醬汁。
❻ 櫛瓜義大利麵裝盤後，放上肉丸及番茄肉醬，即可上桌享用。

TIP

⊙ 櫛瓜義大利麵放入烤箱烤熟或直接食用，味道和口感會更好。
⊙ 可以用橄欖油取代番茄肉醬使用。

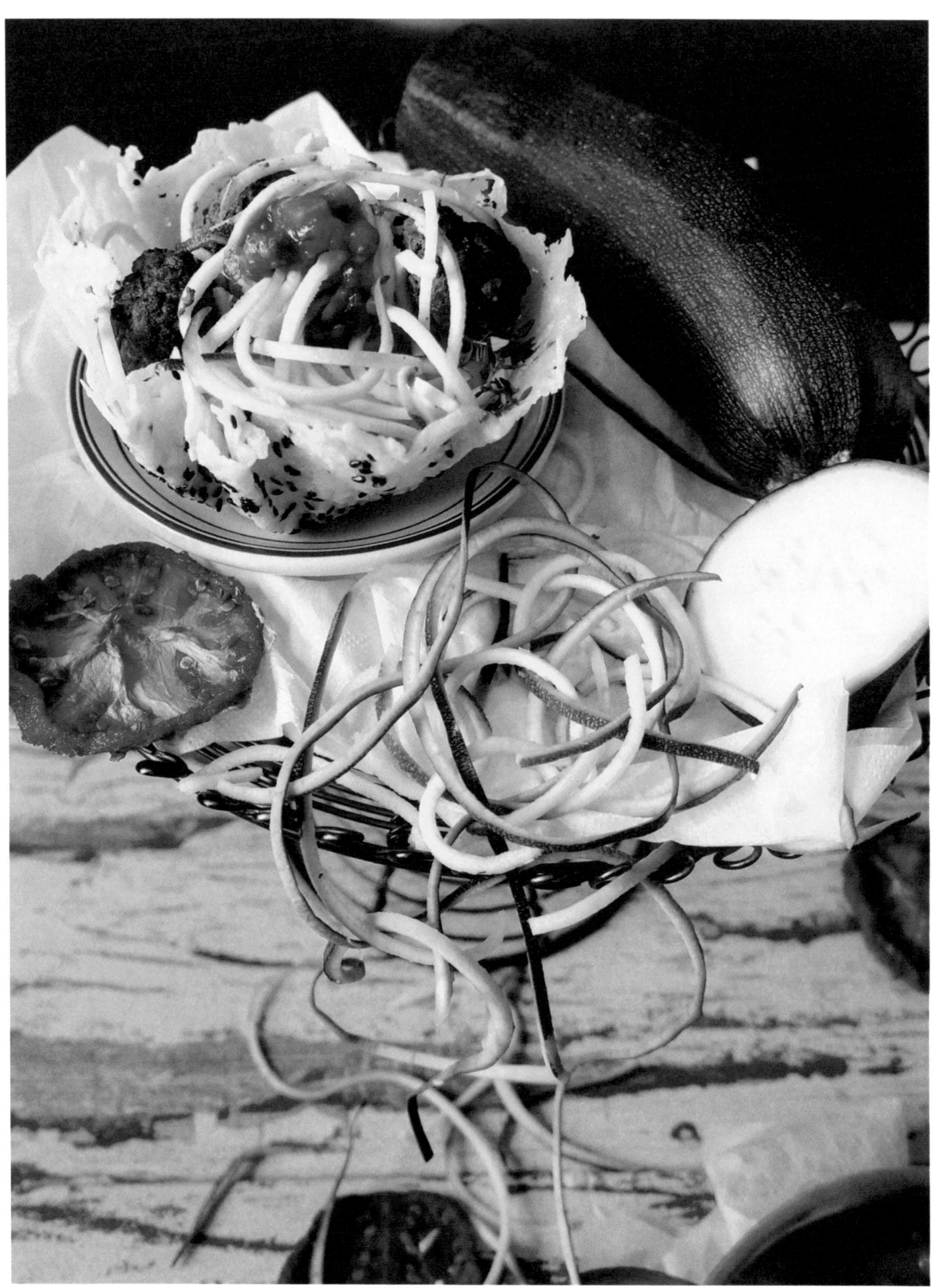

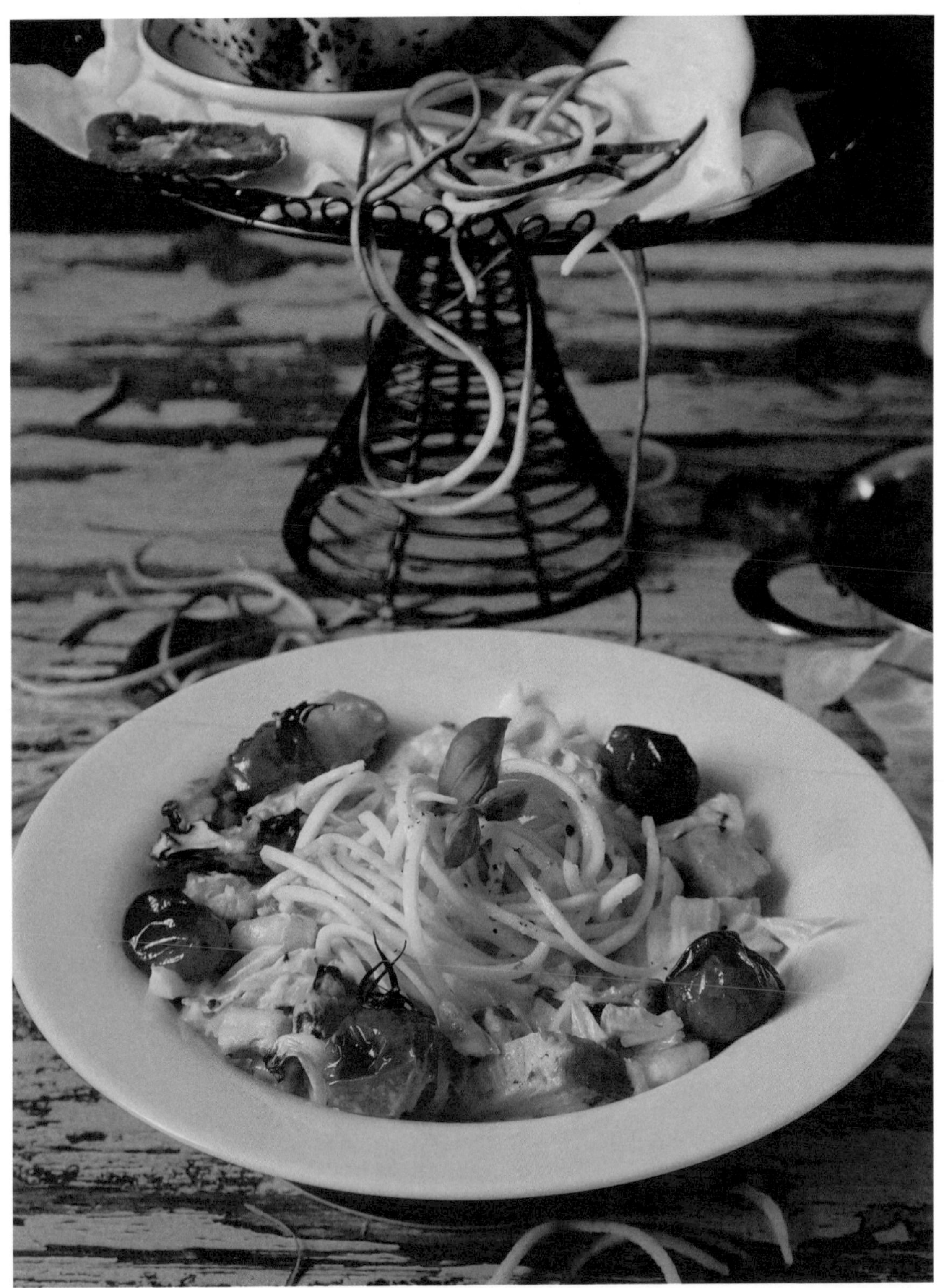

奶油櫛瓜義大利麵

櫛瓜…………………1 根
冷凍綜合海鮮包………
…………………100 公克
冷凍鮭魚………100 公克
脫脂牛奶……………1 杯
鮮奶油……………1/4 杯
乾燥荷蘭芹、肉豆蔻、
胡椒粉……………1 茶匙
乾燥的小番茄…………
…………………5～6 顆
羅勒葉…………2～3 片

❶ 利用專業削皮機將櫛瓜削成義大利麵的形狀。
❷ 將綜合海鮮和鮭魚解凍後，切成方便食用的大小。
❸ 鍋內倒入脫脂牛奶和鮮奶油，以中火攪拌煮至沸騰。
❹ 沸騰時，加入海鮮和鮭魚繼續煮，再次沸騰時轉至小火，加入乾燥荷蘭芹、肉豆蔻、胡椒粉等攪拌均勻，煮到海鮮熟透為止。
❺ 在裝盤的櫛瓜義大利麵上倒入奶油醬，再放上乾燥的小番茄和羅勒葉，即可食用。

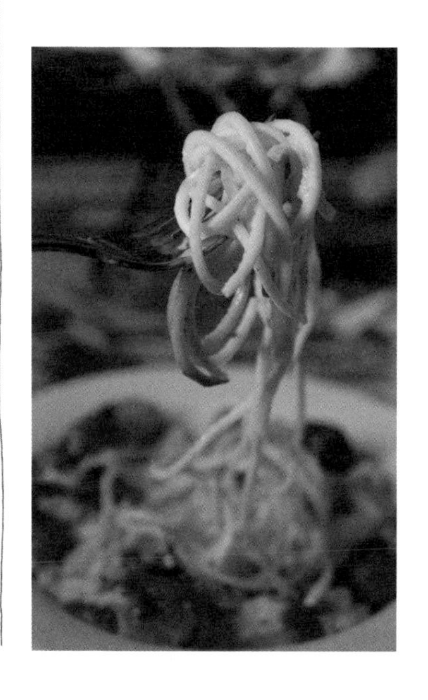

TIP
- ⊙ 奶油醬裡加入 100% 咖哩粉 2～3 茶匙，便可以品嚐到咖哩味道的奶油醬了。
- ⊙ 乾燥的小番茄是用洗乾淨後的小番茄，切成薄片或整顆放入食品烘乾機做成的。
- ⊙ 可以用鮪魚、鮭魚、雞胸肉和蔬菜來料理，起司或市售的香鬆可以撒在上面取代奶油醬。

第 3 階段－「無糖 2090」食譜

從動物性蛋白質、蔬菜和水組成的第 1、2 階段，過渡到第 3 階段後，增加攝取水果、堅果類和起司等乳製品食物。再加上允許一個星期攝取 1～2 次一般食物，如：甜品、麵包、冰淇淋、巧克力和披薩等加工品。但穀物、加工精製甜味劑、鹽、澱粉等還是禁止食用的，因此在選擇食材和料理時要特別注意。

「控制糖分計劃」自主料理的第 3 階段，重點放在零食和甜品上。這些食譜對因為食物帶來過敏症狀和有遺傳性過敏體質的朋友有很大的幫助。

事前準備工具

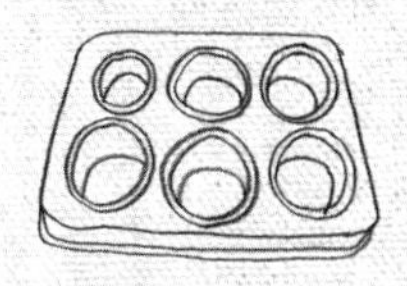

杯子蛋糕及甜甜圈模

單獨的烤模和一個烤模盤裡分為幾個相同款式和大小的烤模，10 ～ 12 個的烤模最為常見。

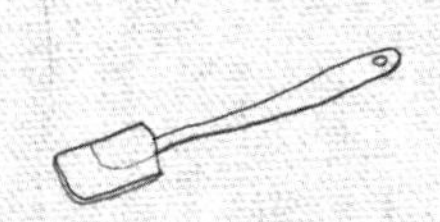

矽膠刮刀

分為烹調用和烘焙用，烹調用的矽膠產品最具人氣。處理烘培的頂部奶油，此時推薦選擇金屬材質的扁平刮刀。

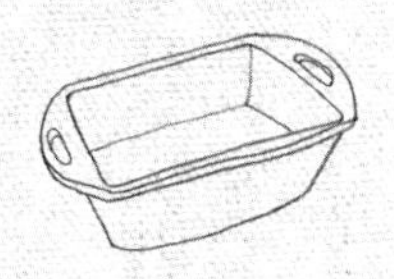

麵包模

分為一個尺寸的烤模和以相同款式不同尺寸為一體的烤模。

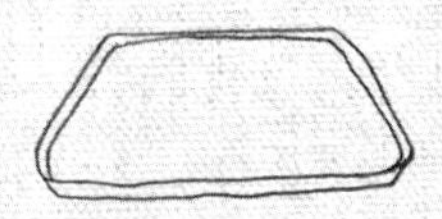

烘培托盤

烘培中最基本的道具，選擇和自己所用烤箱尺寸相符的托盤。到傳統市場或烘培用品商店，都可以買到價格合理的托盤。還可以買到烘培產品待涼的托盤。

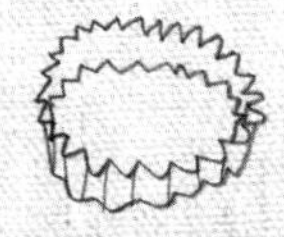

塔模

製作派皮、鬆餅皮和披薩等，有一定厚度的烘培料理，會用到的工具。因為底盤可以分離，所以用起來很方便。有方形和圓形，可以根據個人喜好選擇形狀及大小。

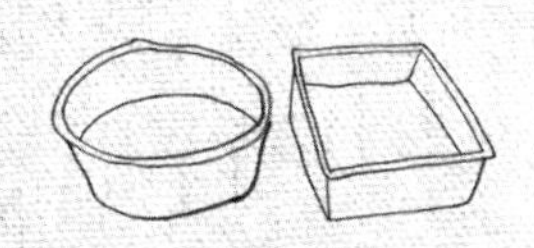

蛋糕模（圓形、方形）

擁有 1、2 個基本的蛋糕模，不但可以做蛋糕還可以做義大利蛋餅 Frittata。18 ～ 20 公分直徑的圓形、方形，是最為常見和使用度高的產品，價格適中，可以在烘培用品店購買到。

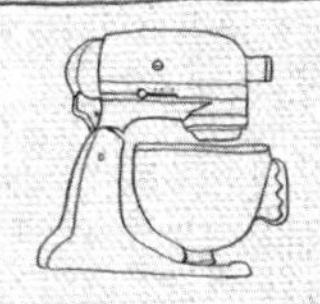

打麵機

想要更進一步的研究烘培料理的話，打麵機是最好用的工具了。它不但可以揉麵還可以打奶油或自製香腸。如果覺得打麵機的尺寸和價格有負擔，推薦選擇實用和價格合理的產品。

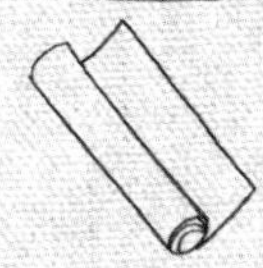

烤箱紙、矽膠墊

如果不喜歡一次性產品可以選擇矽膠墊，半永久性的產品來使用。

餅乾壓模器、矽膠瑪芬杯

餅乾壓模器的模樣和大小種類繁多，最基本的是圓形。矽膠瑪芬杯，除了製作瑪芬和杯子蛋糕以外，還可以用來製作迷你蒸蛋。

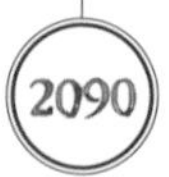

1. 天然果醬

利用第 3 階段新增的食材，做出基本醬料可以為料理增色不少。特別是利用具有天然甜味的水果，可以做出果醬和抹醬等，不僅可以搭配麵包還有優格、起司優格，作為海綿蛋糕、杯子蛋糕和甜甜圈等的奶霜材料，也可以製作冰淇淋。但應盡量避免攝取糖度高的瓜類水果，而應選擇草莓、蘋果和藍莓等，糖分含量及升糖負荷指數低的水果，並攝取適當的量。

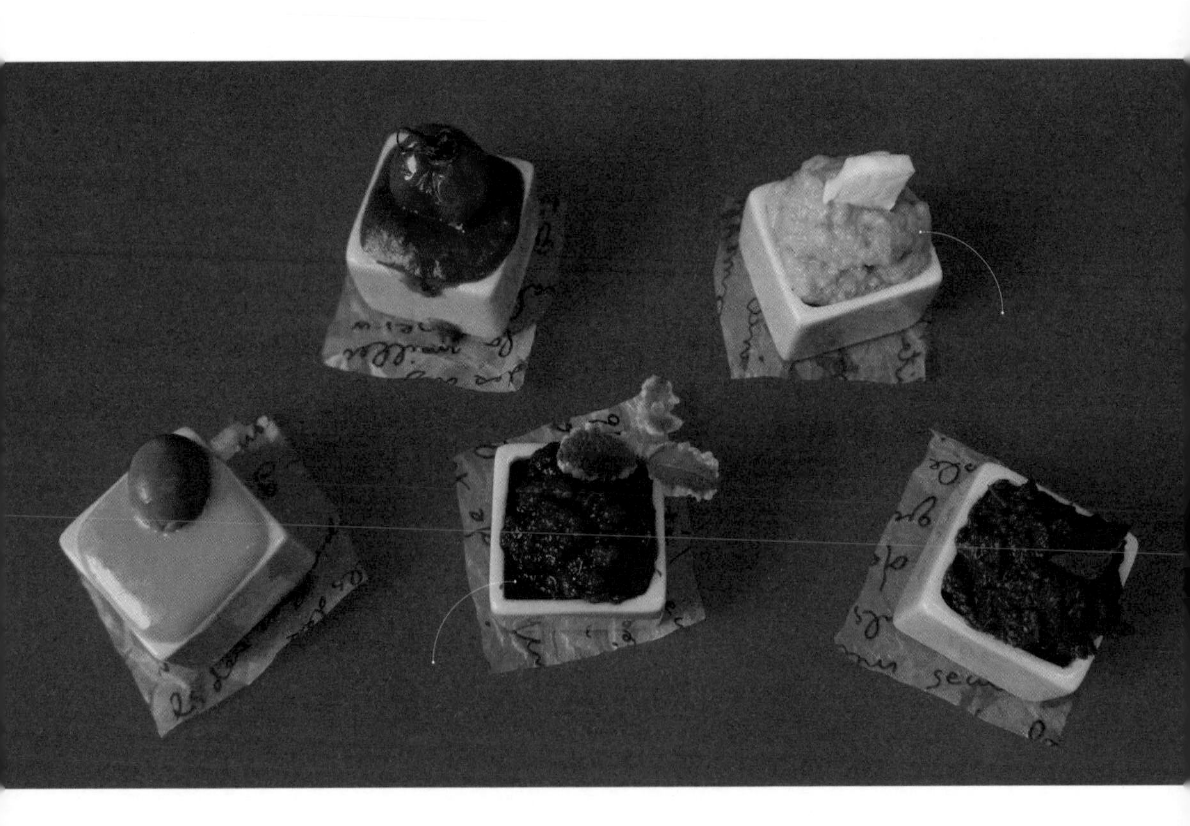

草莓醬

如果是以傳統方式製作果醬的話，果膠等材料是不可少的，但下面要介紹的方法，可以簡單的製作出天然美味，保存期限長的果醬。

草莓（冷凍草莓也可以）…………………500 公克
檸檬汁…………1 大匙
木糖醇（或甜菊糖）…………………300 公克
胡椒粉…………1 茶匙

❶ 將草莓洗淨、切碎。
❷ 草莓和檸檬汁倒入鍋中以中火煮至沸騰。
❸ 作法②中加入木糖醇300公克，轉中小火煮，使水分蒸發，輕輕攪拌至果醬產生濃度，需要1個小時以上的時間。
❹ 完成後撒上胡椒粉裝入密封容器保存（可以保存約1個月）。

檸檬抹醬

水果抹醬是在水果原液中加入蛋黃和奶油製成的一種抹醬。乍聽之下，水果、蛋黃和奶油搭配的組合非常奇怪，但我覺得抹醬比果醬更加美味。果醬中加入了木糖醇，抹醬中加入了甜菊糖或羅漢果代糖，不僅對健康更有益，而且比起水果和甜味劑為主的果醬，抹醬的味道會更豐富，而且食用後腸胃會覺得很舒服。

檸檬………………4 顆
雞蛋………………2 顆
蛋黃………………3 個
牛奶……………2 大匙
無鹽奶油….5 ～ 6 大匙
羅漢果代糖（液態、粉末）……………1/3 杯

❶ 檸檬洗乾淨後對半切開，擠出檸檬汁。
❷ 除羅漢果代糖之外的雞蛋、蛋黃、牛奶和檸檬汁倒入鍋內混合攪拌均勻後，加入奶油一直攪拌，並以中火煮沸。注意不要讓雞蛋凝固和溢出鍋外。
❸ 當出現黏住鍋鏟的黏度時便可以熄火，從瓦斯爐上取下後，倒入羅漢果代糖均勻攪拌，最後裝入密封容器冷藏保存（可以保存3～4週）。

TIP

⊙ 處理檸檬時，不要丟掉檸檬皮，可以做成檸檬丁（請參考 P149），最後的步驟中加入檸檬丁會讓味道會更豐富。
⊙ 除檸檬以外，還可以選用草莓、葡萄柚和蘋果等。製作成果醬或是抹醬來食用，也可以用作烘培麵包時的配醬和肉類料理的醬料。

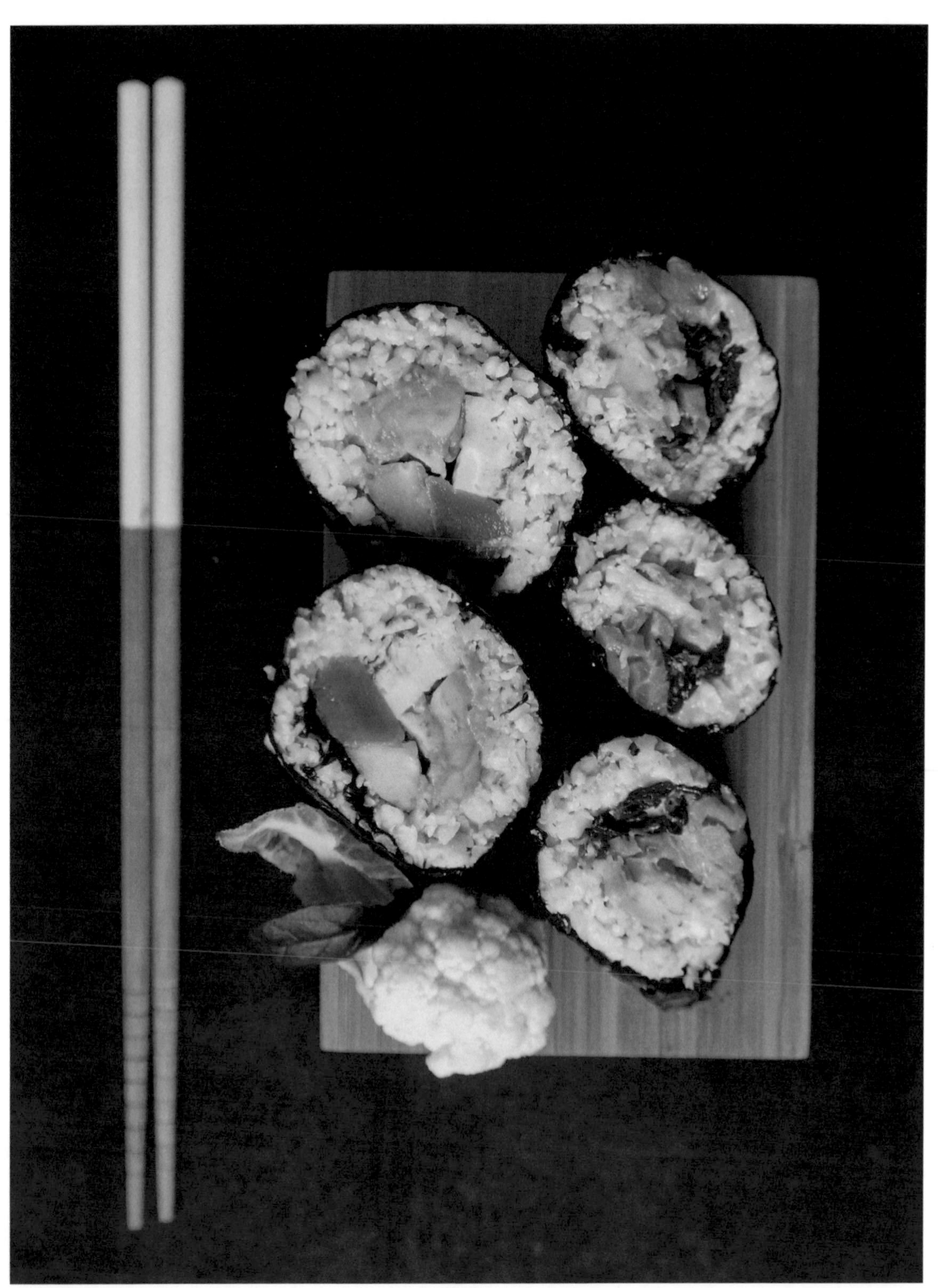

2. 花椰菜壽司

開始「控制糖分計劃 2090」以來，稍感遺憾的是不能吃壽司了。機緣巧合，我發現了可以用花椰菜取代白米做成壽司。花椰菜米壽司是我丈夫讚不絕口的料理，因為作法特別，所以也是我個人非常喜歡的一道料理。

利用花椰菜製作白米

花椰菜⋯⋯⋯⋯⋯⋯2 顆

蛋白⋯⋯⋯⋯⋯⋯⋯2 個

檸檬汁（醋）⋯⋯2 茶匙

工具

食物調理機

❶ 花椰菜洗乾淨後，切除根莖丟掉，再將剩下的部分切成大塊。

❷ 將切好的花椰菜放入食物調理機內，攪成米粒大小。此時不要一次大量攪拌，利用暫停功能或者以啟動停止間隔的方式，進行多次攪碎動作。

❸ 將作法②放入大一點的鍋內或者平底鍋內，用中火翻炒，直到水分消失。水分消失後調弱火候，均勻的倒入蛋白，再次攪拌翻炒。

❼ 產生黏度時熄火，均勻的淋上檸檬汁，像拌飯一樣拌勻即完成。

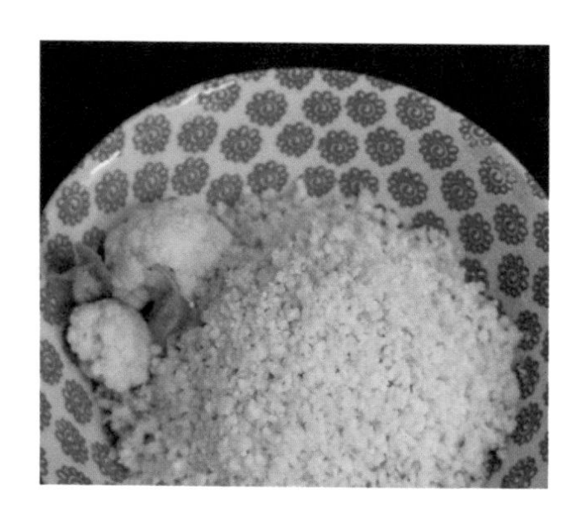

製作壽司

酪梨……………………2 個
黃瓜……………………1 根
雞蛋……………………3 顆
鮭魚……………100 公克
鮪魚生魚片……100 公克
烤紫菜……………1 茶匙
花椰菜米…………2 人份
美乃滋………………適量
液態羅漢果代糖
……………………1/2 茶匙
橄欖油…………1/2 茶匙

❶ 將酪梨對半切開去籽去皮，豎向切成條狀，寬約0.7公分左右。

❷ 黃瓜洗乾淨去皮後，切成和酪梨一樣的厚度和長度。

❸ 雞蛋內放入橄欖油和液態羅漢果代糖，攪拌均勻，煎成蛋皮後，放涼待用。

❹ 鮭魚和鮪魚切成和酪梨一樣的厚度和長度。2種食材中可以二選一。

❺ 壽司卷上鋪好烤紫菜，邊緣留有0.5公分空位，其餘的部分用花椰菜米鋪滿。

❻ 再將酪梨、黃瓜、鮭魚、鮪魚、煎蛋和美乃滋（請參考P175）擺放在上面，捲成紫菜包飯，切好裝盤。

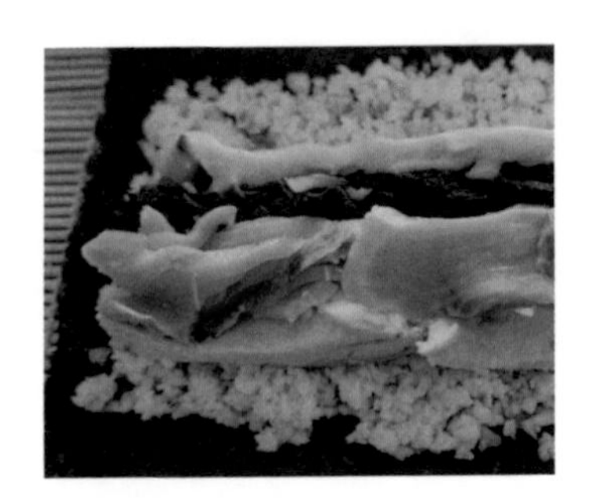

TIP

- ⊙ 花椰菜米的黏度如果不夠，可以在翻炒時加些融在水裡的明膠粉。
- ⊙ 花椰菜米的水分要比真正的米稍多，所以也可以用兩張紫菜重疊使用。
- ⊙ 比起青綠色的酪梨，選擇顏色深熟透的酪梨會更好。用刀子對半豎切後，雙手各握住一面反方向旋轉便可很乾淨的將酪梨一分為二了。
- ⊙ 也可以用是拉差等辣醬取代美乃滋。
- ⊙ 在花椰菜米裡加入炒肉碎、蔥丁，和用水洗過的泡菜一起炒時，可以做出美味的泡菜炒飯。

2090

3. 番茄肉醬披薩

「控制糖分計劃 2090」代表性的禁止食物是砂糖、鹽、澱粉和「穀物」。像用花椰菜代替米當作米飯一樣，可以做成零食和麵包的食材，正是「杏仁粉」和「椰子粉」。雖然不能 100% 像麵粉一樣達到膨脹的性質和黏度，但卻具有了無麩質的優點，如果對攝取椰子食品會消化不良，建議選用杏仁粉。

製作披薩皮

荷蘭芹··········3 ～ 4 枝
杏仁粉···········1 1/2 杯
洋蔥粉·············1 茶匙
蘇打粉··········1/4 茶匙
雞蛋····················1 顆
椰子油·············1 大匙
鹽、胡椒粉···各 1/8 茶匙

工具

攪拌器、烘培用烤箱紙、烤箱盤

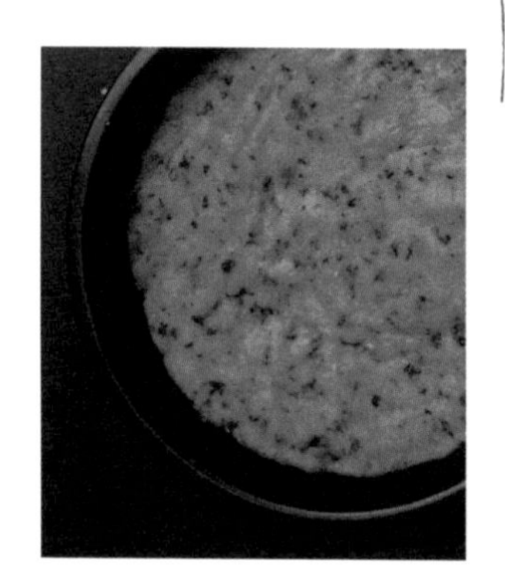

❶ 烤箱以160度預熱5～10分鐘。
❷ 荷蘭芹洗乾淨後擦乾水分切丁待用。
❸ 將切碎的荷蘭芹、杏仁粉、洋蔥粉、蘇打粉、鹽和胡椒粉，放入大的攪拌盆內，混合攪拌均勻。
❹ 在中型的攪拌盆內放入雞蛋和椰子油，利用攪拌器攪拌均勻。
❺ 將作法④倒入作法③中，攪拌均勻製成麵糊。
❻ 準備烤箱紙，在兩張烤箱紙上下之間放入作法⑤，利用擀麵棍做成直徑約20公分，厚度3～5公厘左右的圓形披薩皮。
❼ 撕開上面一層的烤箱紙後，圓形的披薩皮和下面貼著的烤箱紙一起放在烤盤上，進烤箱烤15～20分鐘。

TIP

⊙ 鹽本來是「控制糖分計劃 2090」中禁止食用的材料，但烘培麵包和餅乾時，會使用極少量的鹽。
⊙ 植物性油中，可以使用橄欖油、椰子油和亞麻籽油。但禁止使用玉米油、大豆油、白酥油、芝麻油、葡萄籽油和菜籽油等其它植物油。

製作番茄肉醬披薩

青花菜……………1 顆
荷蘭芹………3 ～ 4 枝
洋蔥……………1/2 顆
小番茄（乾）…8～10顆
起司（帕瑪森起司）
………………………1/4 杯
自製火腿…………4 片
披薩皮……………1 張
番茄肉醬…………1 杯
胡椒粉……………適量
橄欖油……………適量

1. 青花菜去除根莖部位後，剩餘的部分放入熱水中燙好備用。
2. 荷蘭芹洗乾淨後擦乾水分切丁。
3. 洋蔥切成圓形的薄片狀，將乾燥小番茄或新鮮小番茄切成小塊備用。
4. 起司用削皮器磨好。
5. 自製火腿用手撕成方便食用的大小。
6. 趁著披薩皮還有熱度時，先鋪上番茄肉醬（請參考P174）依據喜好調整醬的用量。依序放上蔬菜→起司→火腿→胡椒粉→橄欖油後，放入以160℃預熱好的烤箱烤10～15分鐘。

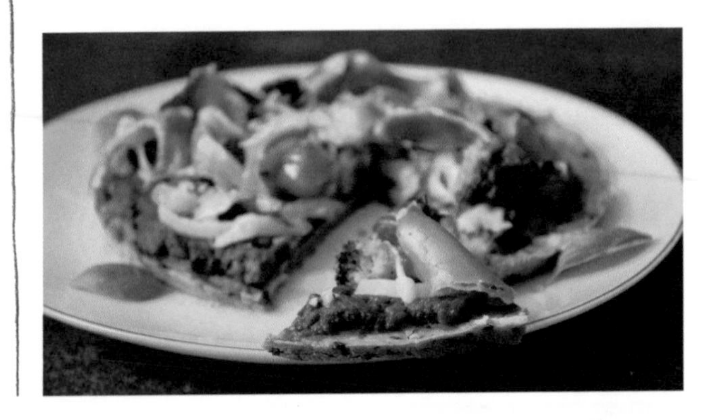

TIP

- 起司也可以使用切達起司，但還是盡量使用硬質起司現磨會更有味道。
- 荷蘭芹也可以使用迷迭香和百里香代替。
- 如果沒有火腿，可以選擇使用 5 ～ 6 顆的鵪鶉蛋，放在披薩上面，不論是視覺還是味道，都會成為別具特色的一款披薩。還可以依據個人喜好，選擇添加放在上面的食材。

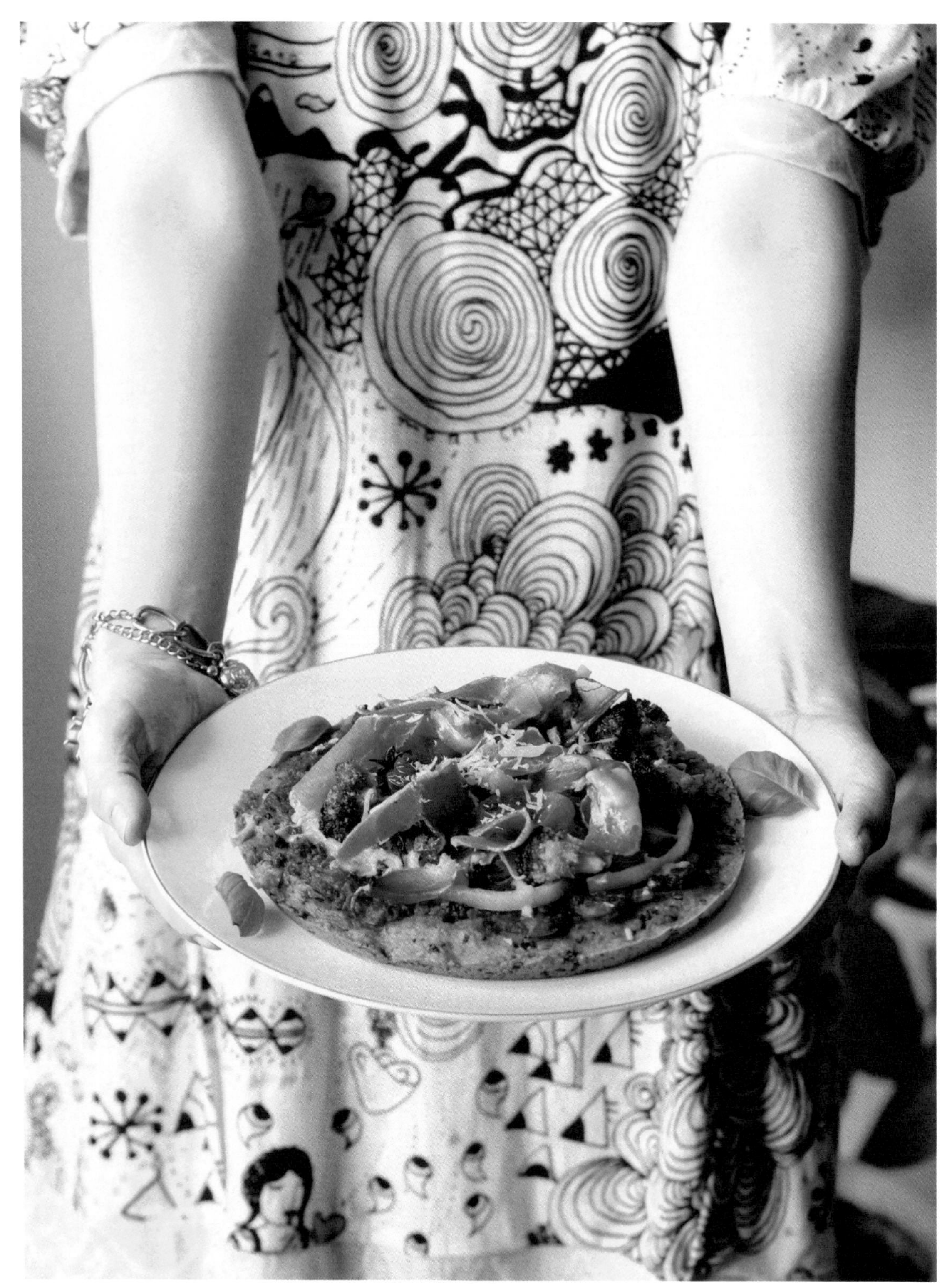

2090

4. 杏仁奶

被我們當作下酒菜、甜點和零食的杏仁，早在中世紀開始，在歐洲就已經利用杏仁粉製作類似馬卡龍的甜點了，可見它的使用範圍之廣。特別是杏仁奶，對於無法喝牛奶的人來說，杏仁奶是最佳的取代品。它不僅比牛奶更清淡香甜，而且不飽和脂肪酸的比例也比牛奶低，糖分的量和升糖負荷指數也都為 0。所以它便成為「控制糖分計劃 2090」攝取食物的選擇，它不但包含了維生素 A、D、E，鈣、膳食纖維和蛋白質含量也很豐富。

杏仁……………………1 杯
水………………………4 杯
香草精……….2 ～ 3 滴
甜菊糖粉…………適量
肉桂粉……………適量

工具

濾網、攪拌機

❶ 杏仁放置在碗內，倒入約2倍的水浸泡一個晚上。
❷ 泡出白色異物的水倒掉後，再次將杏仁沖洗乾淨（泡杏仁時最好多換幾次水）。
❸ 將泡好的杏仁和約杏仁兩倍的水，倒入攪拌機中充分地攪拌。
❹ 將作法③用濾網過濾後，杏仁渣另外保存，杏仁奶中加入香草精。
❺ 依據個人喜好的濃度添加水的量，裝瓶保存。甜菊糖、肉桂粉等，依據個人喜好添加調味。

TIP

- ⊙ 杏仁奶加熱，加入脫脂可可粉攪拌均勻，用甜菊糖調味後成為香甜巧克力飲品。
- ⊙ 因為沒有添加任何防腐劑，所以容易變質，要放在冰箱保存，並在 3 日內喝完。
- ⊙ 在製作冰淇淋或奶油濃湯時，都可以用杏仁奶來取代牛奶使用。
- ⊙ 杏仁奶過濾時留下的殘渣，搭配甜菊糖撒在沙拉或者用在綠色蔬果汁（請參考 P178 頁）或優格（請參考 P151 頁）中也別有一番風味。
- ⊙ 利用乾燥的杏仁做煎餅時，可以和肉或者魚肉一起與雞蛋攪拌。或者煎魚時代替麵粉使用也很好。
- ⊙ 腰果的肉質柔軟，攪磨以後即使不用過濾也可以使用。

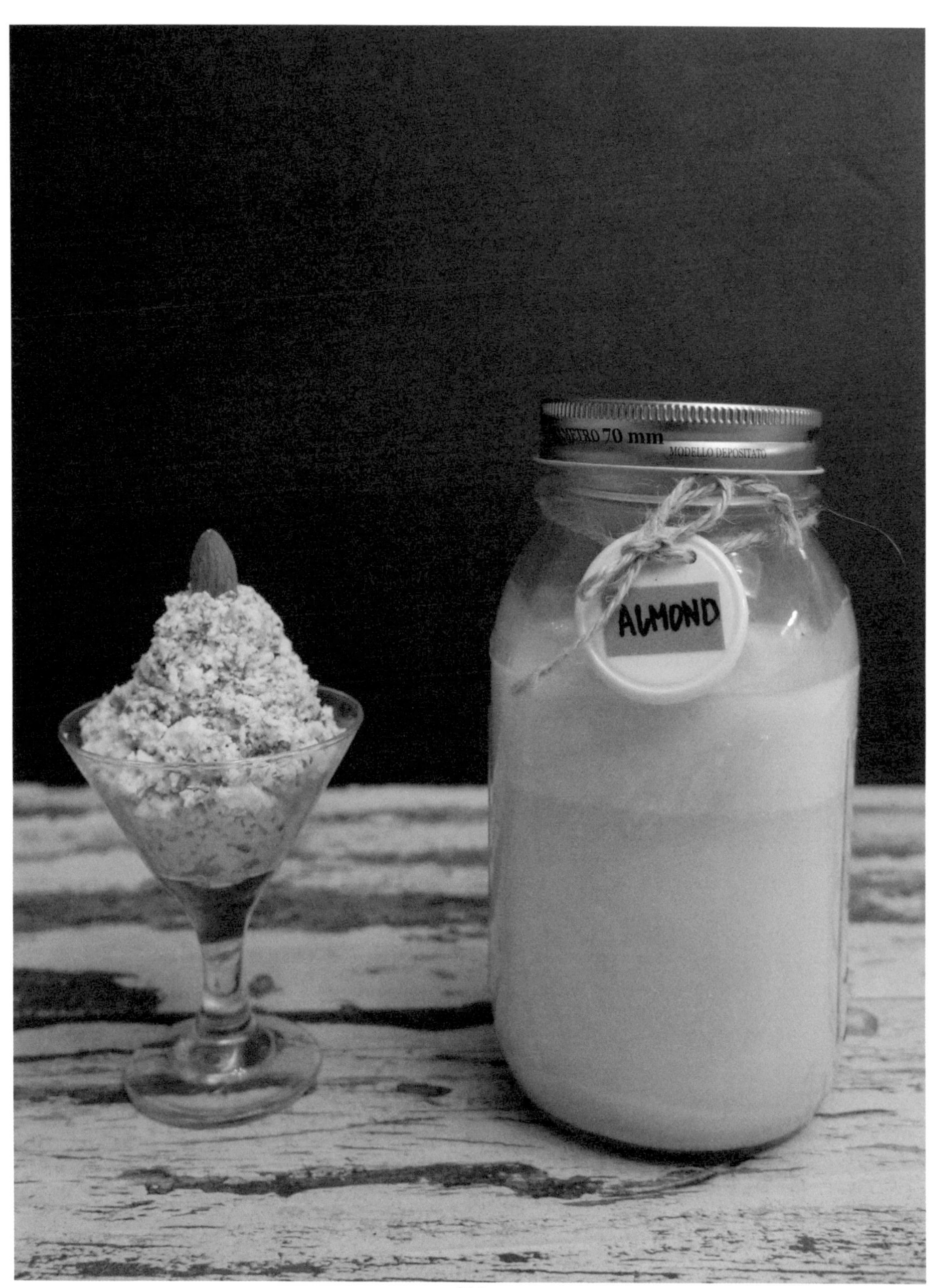
70 mm
MODELLO DEPOSITATO
ALMOND

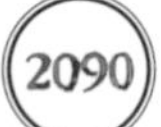

5. 蘆筍法式鹹派

從原意為蛋糕的德語 kuchen 得來的法式鹹派 Quiche，利用蛋黃、牛奶和奶油做出奶油派，在上面加入火腿、培根等肉類，以及蔬菜和起司等，利用烤箱而烤出的糕點。最近在日本非常流行，因為製作方法和材料都非常簡單。

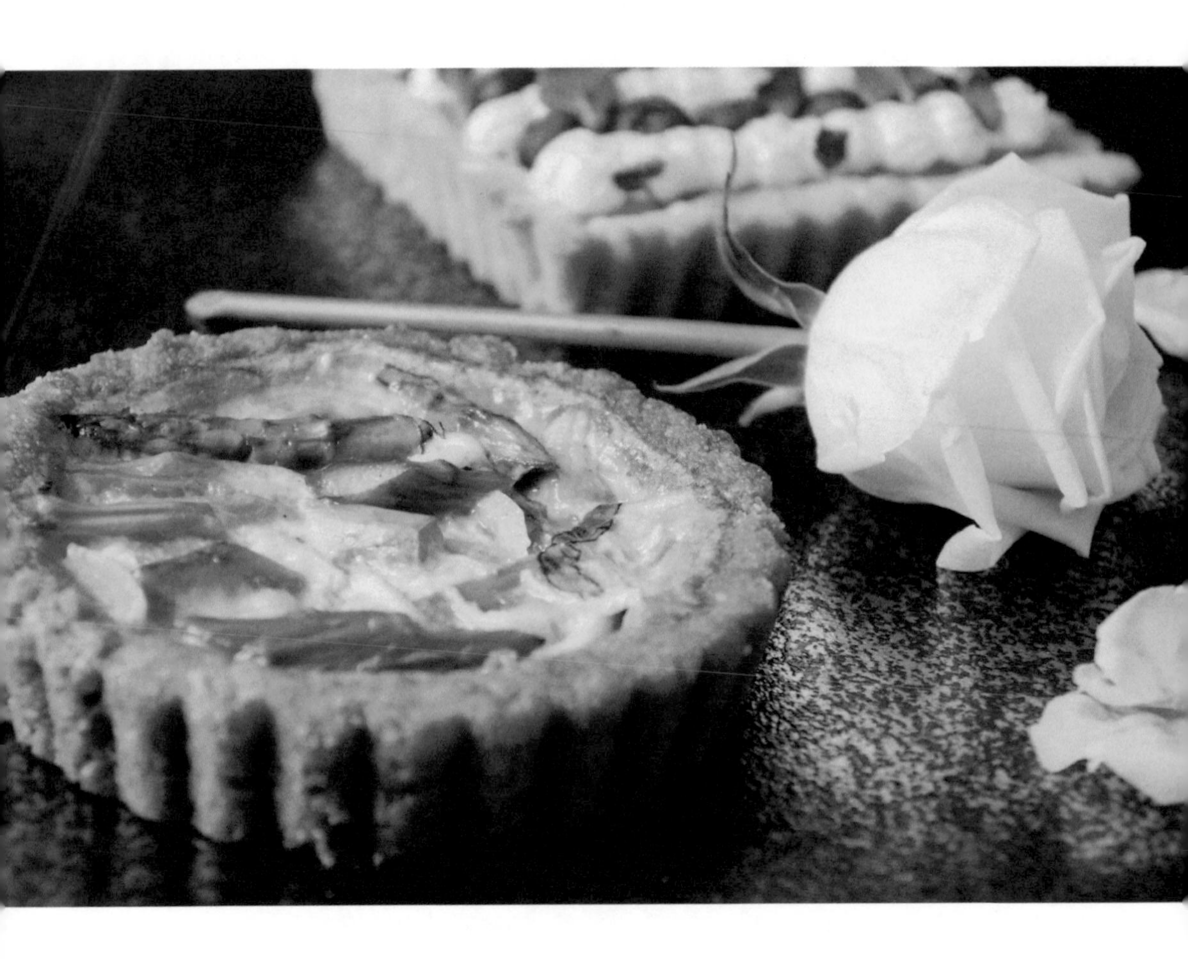

製作法式鹹派餅皮

青蔥……………1/2 根
杏仁粉……1 ＋ 1/2 杯
蘇打粉………1/2 茶匙
鹽……………1/8 茶匙
椰子油…………1/4杯
水………………1 大匙

工具

攪拌器、直徑 20 公分的塔模、烤箱

❶ 青蔥洗乾淨後擦乾水分，切成圓形的薄片（白色和綠色部分混合使用）。

❷ 將杏仁粉、蘇打粉、鹽和切好的蔥混合均勻。

❸ 將1/4杯的椰子油和水倒入小型的攪拌盆中，利用攪拌器攪拌均勻。

❹ 作法②倒入作法③中，再次攪拌均勻做成麵糊。

❺ 塗抹好椰子油，將作法④用手以均一的厚度舖墊在烤模裡。

❻ 放入預熱好的160℃的烤箱中，烤約12～15分鐘，取出待涼。

製作蘆筍法式鹹派

蘆筍………………8 根
洋蔥………………2 顆
雞蛋………………2 顆
生奶油…………1 茶匙
牛奶……………1 大匙
磨好的葛瑞爾起司……………1 ＋ 1/2 杯
橄欖油…………1 大匙
胡椒粉……………適量

工具

烤箱

❶ 蘆筍洗乾淨後切除根莖硬的部分，剩餘的部分以4～5公分的長度切好後，川燙好備用，洋蔥切絲。

❷ 平底鍋內倒入橄欖油，洋蔥翻炒8～10分鐘後，放入蘆筍再翻炒8～10分直到炒軟備用。

❸ 打一顆生雞蛋，加入生奶油和牛奶再次攪拌均勻。

❹ 在作法③中加入磨好的葛瑞爾起司和胡椒粉攪拌均勻後，放進炒好的蘆筍和洋蔥輕輕攪拌。

❺ 將作法④倒入派皮後送進160℃的烤箱中，以30～35分烤熟。

❻ 烤熟後待涼30分鐘左右，即可食用。

TIP

⊙ 可以利用披薩皮取代派餅皮。
⊙ 可以用 2 個 10 公分的烤模取代 20 公分的烤模。
⊙ 起司的量可以依據個人的喜好調整，法式鹹派涼掉也很好吃。

2090

6. 檸檬奶油塔

當想吃漂亮甜點的慾望產生時，我會毫不猶豫的做甜品塔來吃！外觀多樣化，擺在上面的裝飾水果也很豐富，活用的範圍很廣。蛋糕塔以酸甜味的檸檬或葡萄柚等柑橘系水果來製作時，會成為一道一年四季都可以享用的甜點。

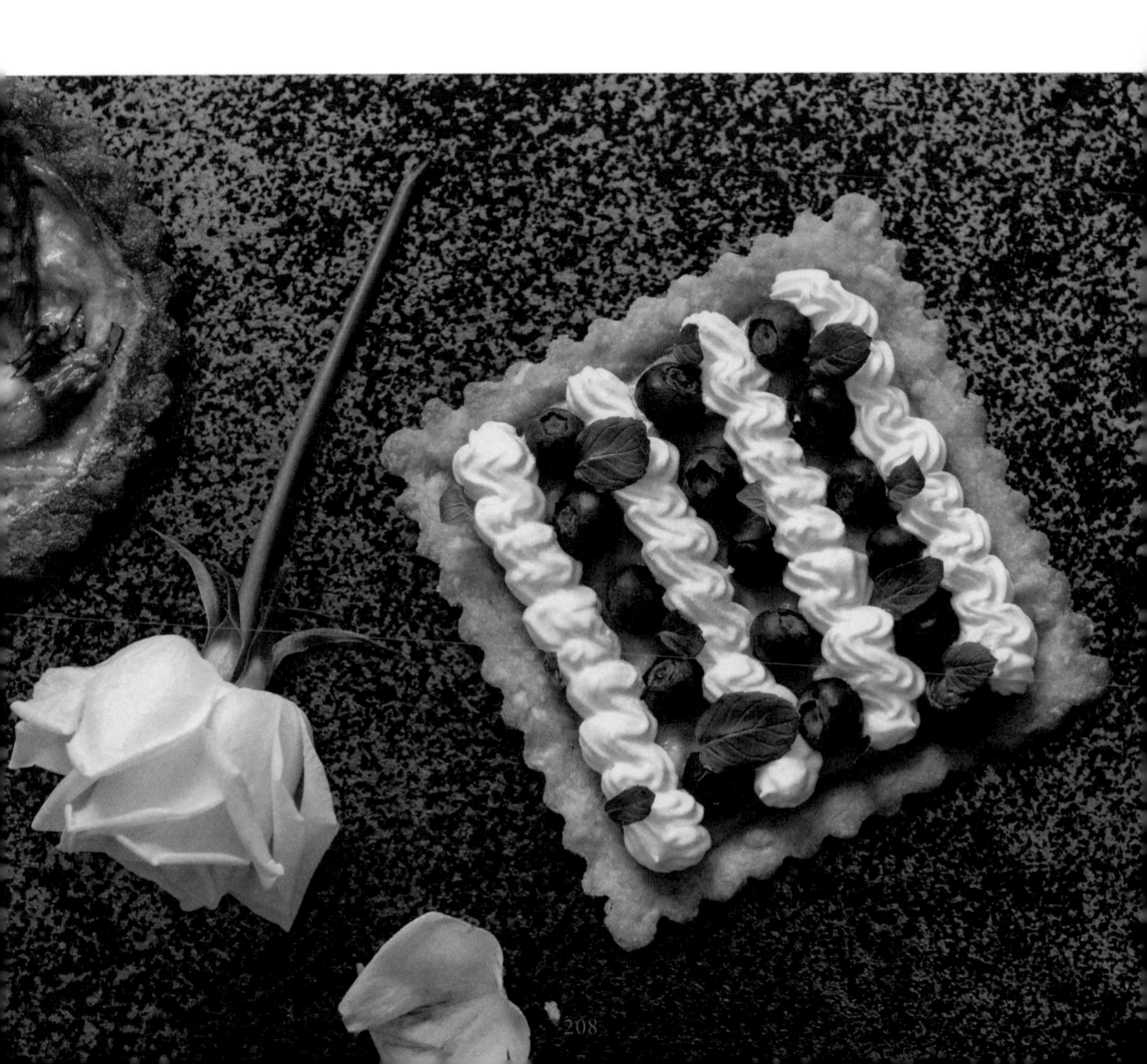

製作塔皮

杏仁粉⋯⋯⋯1 + 1/2 杯
蘇打粉⋯⋯⋯⋯1/4 茶匙
明膠粉⋯⋯⋯⋯⋯1 大匙
椰子油⋯⋯⋯⋯⋯1/4 杯
液態羅漢果代糖
⋯⋯⋯⋯⋯⋯⋯⋯⋯2 大匙
香草精⋯⋯⋯⋯⋯1 茶匙
鹽⋯⋯⋯⋯⋯⋯1/4 茶匙

工具

直徑 20 公分的塔模、攪拌器、烤箱

1. 烤箱以160℃預熱。
2. 將杏仁粉、蘇打粉、明膠粉和鹽，放入大型的攪拌盆中混合攪拌均勻。
3. 再將1/4杯的椰子油、液態羅漢果代糖和香草精放入小型的攪拌盆中，利用攪拌器拌勻。
4. 將作法③倒入作法②中，製作成麵糊。
5. 椰子油塗抹在塔模裡，倒入作法④並用手均勻的鋪平在塔模內。
6. 放入烤箱烤7～10分鐘，取出待涼後分離。

TIP

- ⊙ 如果覺得麵糊的黏度不夠，可以多加1大匙的杏仁粉（用手指按下時留有痕跡即可）。
- ⊙ 也可以利用洋菜粉，或葛粉代替明膠粉。

製作奶油檸檬塔

蛋白⋯⋯⋯⋯⋯⋯⋯2 個
木糖醇⋯⋯⋯⋯100 公克
塔塔粉（Cream of tartar）⋯⋯⋯1/4 茶匙
藍莓⋯⋯⋯⋯1 + 1/2 杯
薄荷葉⋯⋯⋯⋯2 ～ 3 片
檸檬抹醬⋯⋯1 + 1/2 杯

工具

攪拌器、手持式攪拌機、蛋糕抹刀、擠花袋、星星形擠花嘴

1. 將蛋白和塔塔粉倒入鋼盆中，利用手持式攪拌機以適中的速度打成蛋白霜。
2. 蛋白霜快要成形時，分批加入少許木糖醇，持續攪拌直到蛋白霜變得堅固。
3. 藍莓和薄荷葉洗乾淨後瀝乾水分，將薄荷葉一片一片分離。
4. 利用蛋糕抹刀將檸檬抹醬（請參考P197）塗抹在放涼的塔皮上。
5. 將蛋白霜裝入擠花袋中，剪掉擠花袋的一角，擠花在檸檬抹醬上。
6. 依據個人喜好加上藍莓和薄荷葉裝飾。

TIP

- ⊙ 利用現有的塔皮，變換食材還可以做出核桃塔、巧克力布丁塔和奶油草莓塔等。
- ⊙ 也可以利用乾燥小番茄或迷你高麗菜等蔬菜來製作。

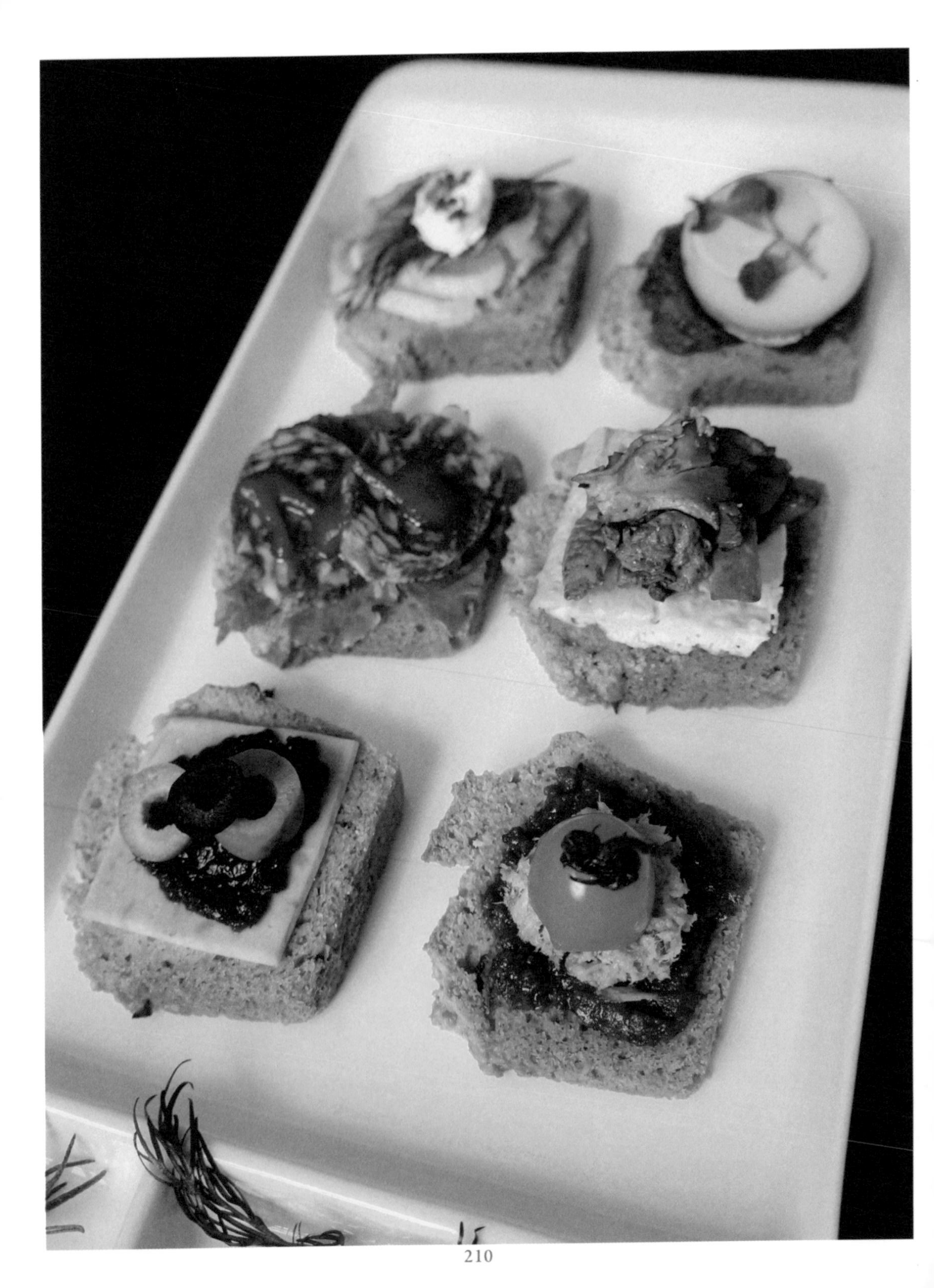

2090

7. 百變三明治

用杏仁粉做的麵包，根據添加的材料不同可以成為香草麵包、洋蔥麵包、蔬菜麵包、堅果類麵包、巧克力麵包等，變化空間可以說是無限大。只是，杏仁粉或堅果類也不能過度攝取。

杏仁粉……2 + 1/2 杯
蘇打粉…………1/2 茶匙
鹽………………1/4 茶匙
明膠粉……………1 大匙
雞蛋…………………3 顆
液態羅漢果代糖‥1 大匙
檸檬汁…………1/2 茶匙
橄欖油……………1 大匙

工具

麵包模、攪拌器、烤箱

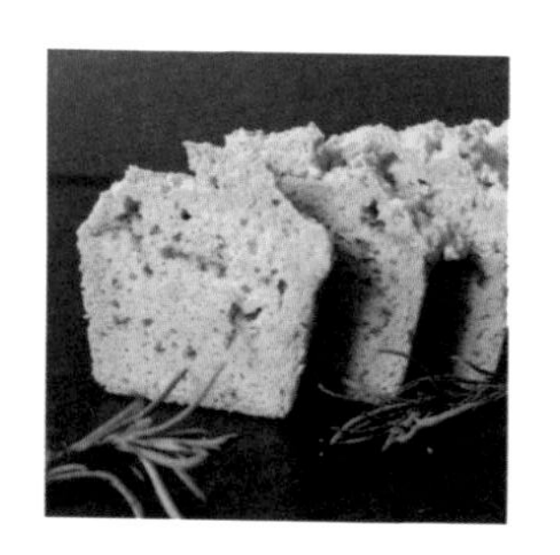

1. 烤箱以300℃預熱。
2. 將杏仁粉、蘇打粉、鹽和明膠粉放入大型的攪拌盆內混合攪拌均勻。
3. 在小型的攪拌盆中打入雞蛋，利用攪拌器打好蛋液後，加入液態羅漢果代糖和檸檬汁，攪拌均勻。
4. 將作法③倒入作法②中，製成麵糊。
5. 麵包模上塗抹好橄欖油後，將作法④的麵糊倒入，放入烤箱烤45～55分鐘左右。
6. 麵包在麵包模裡完全待涼後取出，切成適合的大小。
7. 根據個人喜好可以在麵包上加入喜歡的食材，做成三明治品嚐。

TIP

- ⊙ 可以使用的配料食材有：手作火腿、鮭魚、水煮蛋、鮪魚罐頭、煎蛋、橄欖、洋蔥、萵菜、香草（蒔蘿或羅勒等）、起司、果醬、美乃滋（請參考 P175）和起司優格（請參考 P152）等。
- ⊙ 洗乾淨的迷迭香切碎後加到麵糊裡混合均勻，可以烤出香氣濃郁的迷迭香麵包。
- ⊙ 不同烤箱，操作時間會有所不同。

2090

8. 香草餅乾

利用含有豐富的蛋白質、膳食纖維的杏仁粉做成的甜點，適量攝取可以成為優質的營養素供給來源。可以包裹上白巧克力或73%黑巧克力，或者利用天然色素做出美麗的樣式來品嚐。

迷迭香……1～2大匙
杏仁粉……2＋1/2杯
明膠粉…………1大匙
椰子油…………1/2杯
液態羅漢果代糖
……………………1/4杯
香草精…………1大匙
鹽……………1/4茶匙

工具

餅乾壓模器、烘培烤盤、烤箱紙、保鮮膜

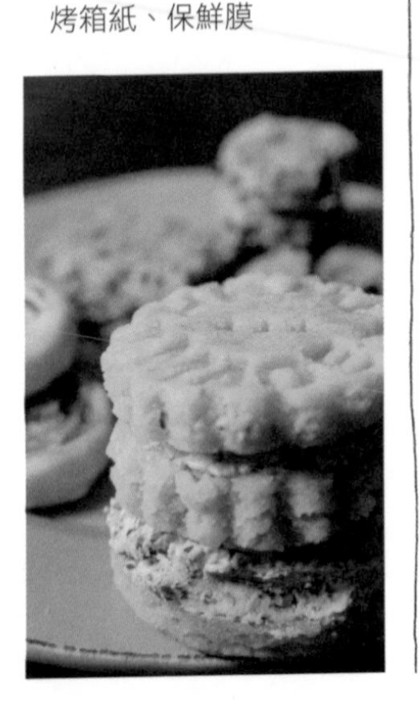

❶ 烤箱以160℃預熱。
❷ 迷迭香洗乾淨後瀝乾水分並切成丁狀。
❸ 將杏仁粉、明膠粉、切好的迷迭香和鹽放入大型的攪拌盆內，混合攪拌均勻。
❹ 再將椰子油、液態羅漢果代糖和香草精放入小型的攪拌盆內，混合攪拌均勻。
❺ 將作法④倒入作法③中，製成麵糊後，用保鮮膜包好放入冰箱1小時左右。
❻ 麵糊用手或擀麵棍擀成1公分的厚度，利用餅乾壓模器做出形狀。
❼ 烤盤上舖墊好烤箱紙，以相隔5公分的間隔擺放壓模好的麵糊後，放入烤箱烤約8～10分鐘。

TIP

⊙ 迷迭香用量可以依據個人喜好調整。
⊙ 麵糊如果黏度不夠，可以添加杏仁粉重新製作麵糊。

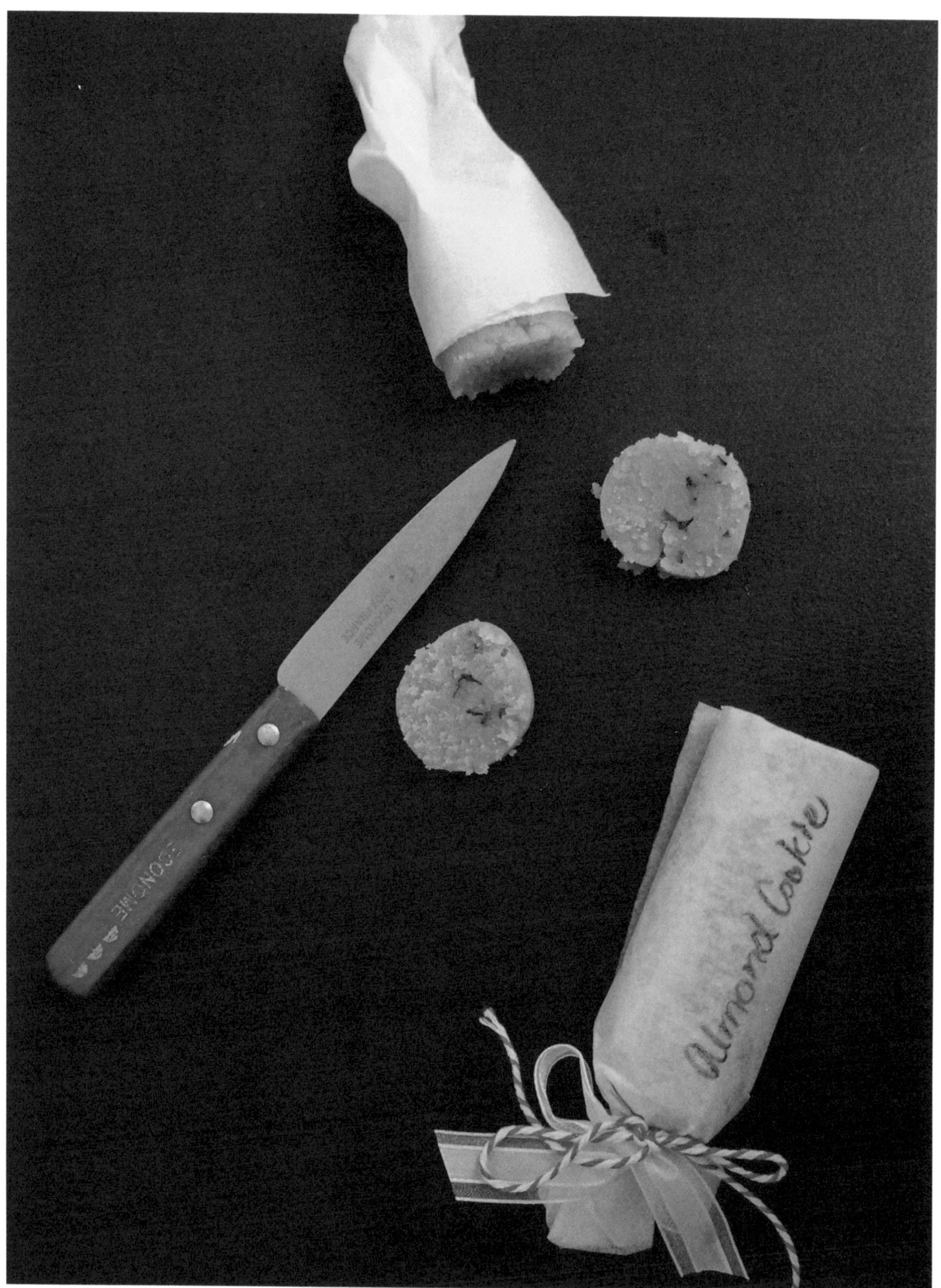
Almond Cookie

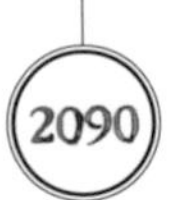

9. 椰香紅絲絨甜甜圈

美國南部開始流行的紅絲絨 red velvet 深紅色杯子蛋糕，起源其實是被人們所熟知的夾心蛋糕開始的，它華麗的外表被應用在杯子蛋糕上。「無糖 2090」烘培料理中最重要的食材杏仁粉和椰子粉中，符合甜甜圈所需的柔和口感的食材是椰子粉。

椰子粉…………1/2 杯
可可粉…………2 大匙
蘇打粉…………1/4 茶匙
明膠粉…………1 大匙
鹽…………1/4 茶匙
雞蛋…………4 顆
椰子油…………2 大匙
液態羅漢果代糖…………1/2 杯
食用色素（紅色，天然植物性）…………1 大匙
甜菊糖粉…………1 杯
牛奶…………1/8 杯
檸檬…………1 顆
培根…………2 片
切碎的杏仁…………2 大匙

工具

甜甜圈模、手持式攪拌機、攪拌器

1. 烤箱以160℃預熱，甜甜圈模塗上適量椰子油。
2. 將椰子粉、可可粉、蘇打粉、明膠粉和鹽放入大型的攪拌盆內，混合攪拌均勻。
3. 再將雞蛋、椰子油、液態羅漢果代糖和食用色素，放入小型的攪拌盆內攪拌均勻。
4. 將作法③倒入作法②中攪拌均勻。可以利用手持式攪拌機。
5. 甜甜圈模內裝入八分滿的麵糊，放入烤箱烤20～22分鐘左右，取出後待涼1個小時左右後脫模。
6. 甜菊糖粉和牛奶混合攪拌均勻，製成甜菊糖漿。
7. 檸檬洗乾淨後，將檸檬皮磨成檸檬削，培根切成碎塊後放入平底鍋內翻炒，去除油脂後備用。
8. 切碎的杏仁以中火翻炒至酥脆。
9. 最後，在涼掉的甜甜圈上，用刷子塗抹上甜菊糖漿後，依據個人喜好擺放上炒好的培根、檸檬丁或杏仁等裝飾食用。

TIP

- 可可粉選擇脂肪為 0 的美國 Rapunzel 公司的有機產品。
- 因為甜菊糖漿保有特有的苦澀味道，這裡的用途是粘黏裝飾用的食材。
- 若想當作一般食物來品嚐，可以撒些糖粉或利用白砂糖製作糖漿，又或者選擇市售的彩色小糖粒。

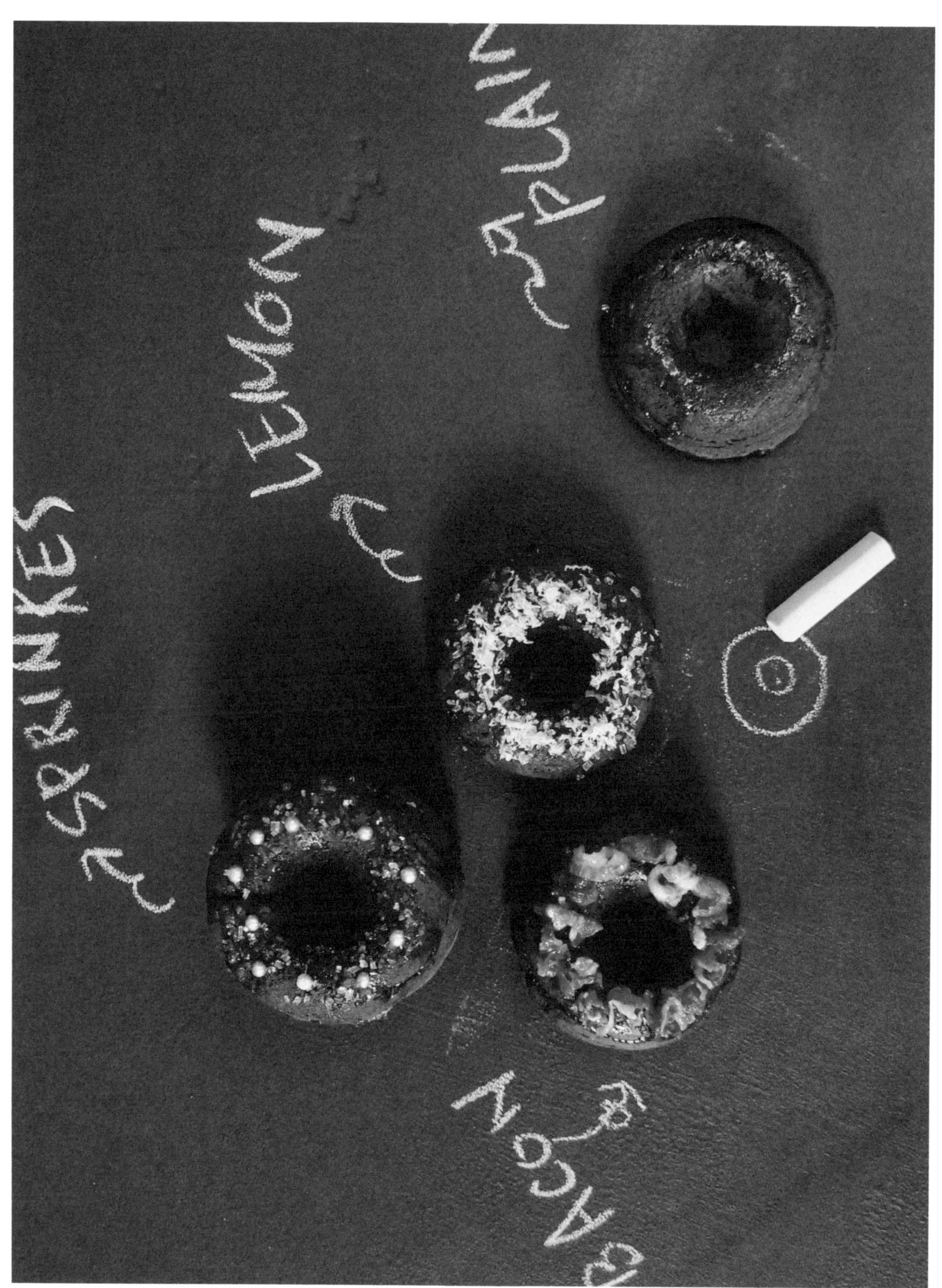

SPRINKES
LEMON
PLAIN
BACON

2090

10. 酪梨黑芝麻甜點杯

甜點杯 verrine 來自法語，指像圓圓的柴油燈瓶模樣的玻璃杯內裝有的甜點，現在已經用來泛指所有杯形的甜點了。食譜簡單，樣式特別的甜點杯，只要好看的玻璃杯就可以製作。酪梨是可以簡單做出甜點杯布丁的食材，與起司優格（請參考 P152）搭配，可以做出滿足味道、營養和美觀 3 個條件的甜點杯。

酪梨慕斯材料

酪梨…………………1 顆

起司優格…………1/4 杯

液態羅漢果代糖‥2 大匙

生奶油……………1 大匙

黑芝麻慕斯材料

黑芝麻粉…………5 大匙

起司優格…………1/2 杯

液態羅漢果代糖‥1 大匙

顆粒羅漢果代糖‥1 茶匙

生奶油……………1 大匙

工具

手持式攪拌機、甜點杯用玻璃杯

1. 將酪梨對半切開，去籽去皮後，挖出果肉。
2. 利用手持式攪拌機將酪梨、起司優格、液態羅漢果代糖和生奶油攪拌均勻。如果攪拌過度，會導致生奶油分離，所以當肉眼看起來已經攪拌柔軟時，即可停止。
3. 黑芝麻慕斯的材料也利用手持式攪拌機攪拌均勻。
4. 玻璃杯中，間隔式的放入酪梨慕斯和黑芝麻慕斯，層與層之間可以根據個人喜好，加入碾碎的杏仁餅乾、杏仁或藍莓等。
5. 玻璃杯包好保鮮膜，放入冰箱1個小時左右，凝固後即可食用。

TIP

- 利用蛋白、木糖醇和塔塔粉製成蛋白霜和可可豆碎片擺上面，可以享受到更為漂亮的甜點杯。
- 利用水果抹醬、果醬、黑巧克力和甜菊糖等，做出的巧克力布丁甜點杯，成為療癒心情的美味甜點。

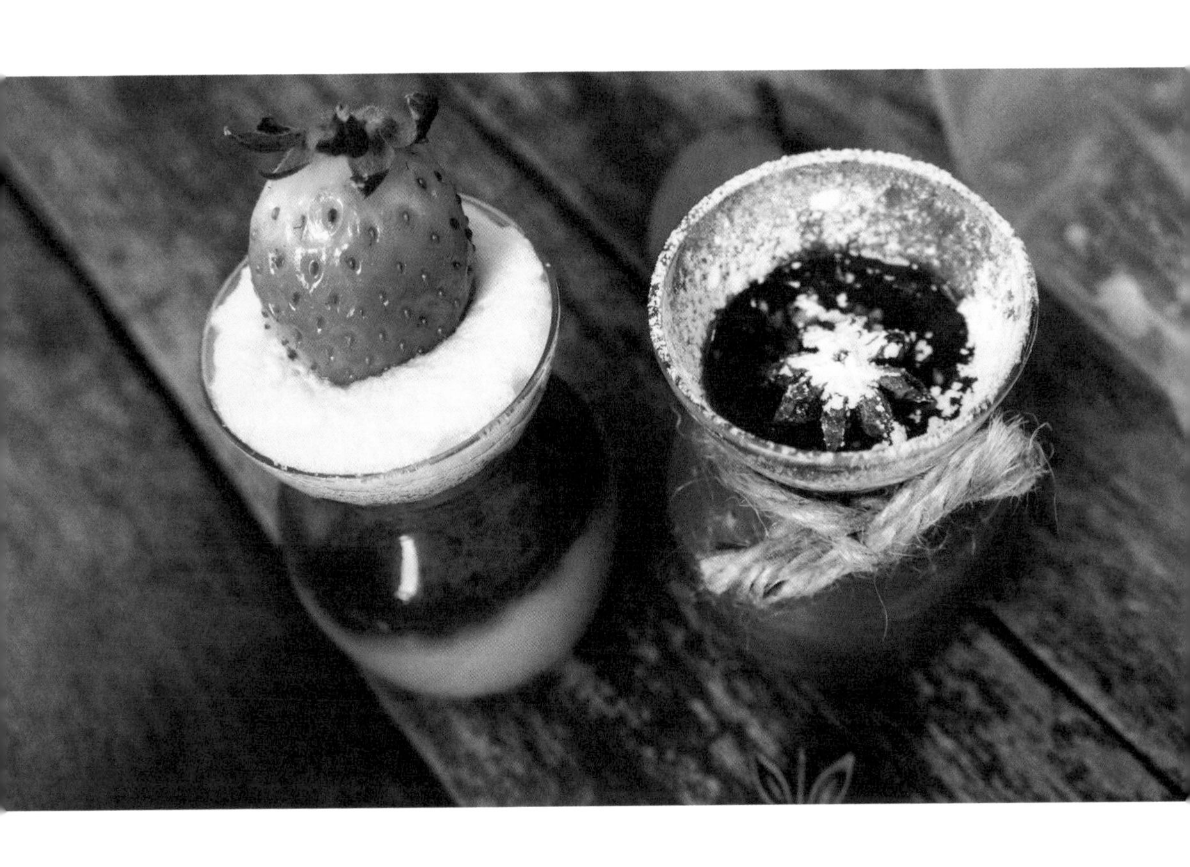

2090

11. 清涼解暑冰品

不論是小時候還是現在，我一直都很喜歡吃冰淇淋。不僅可以利用牛奶、杏仁奶、檸檬水、椰奶等做出冰棒品嚐。如果條件允許，買台冰淇淋機也很實用。

檸檬冰

檸檬…………8～10 顆
木糖醇………………1 杯
雞蛋蛋白…………3 個
水……………………1 杯

工具

手持式攪拌機、矽膠刮刀

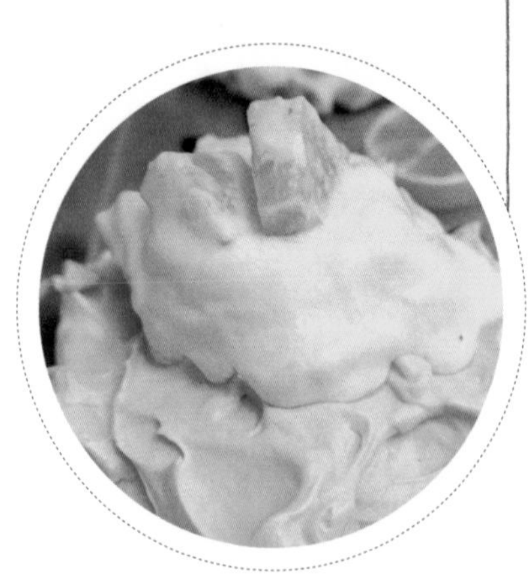

❶ 洗乾淨一顆檸檬，連同檸檬皮一起以1公分的寬度切好，其餘的檸檬榨汁備用。

❷ 木糖醇2/3杯和水1/4杯混合，以中火融化木糖醇。

❸ 將作法①倒入作法②中攪拌均勻，放置30分鐘待涼。

❹ 利用手持式攪拌機，快速地攪拌蛋白1～2分鐘。

❺ 將手持式攪拌機的速度調慢，將1/3杯的木糖醇慢慢地倒入作法④中，再次調快速度攪拌5分鐘左右，直到成為堅固的蛋白霜。

❻ 利用矽膠刮刀，將蛋白霜轉移到作法③中，輕柔地攪拌後，裝入玻璃材質的密封容器裡冷凍2個小時左右。

❼ 2個小時候後取出，會發現蛋白霜和檸檬汁分離，用湯匙刮掉上面一層凝固的蛋白霜後，加入切好的檸檬再次攪拌。

❽ 放入冷凍庫4個小時以上，即可食用。

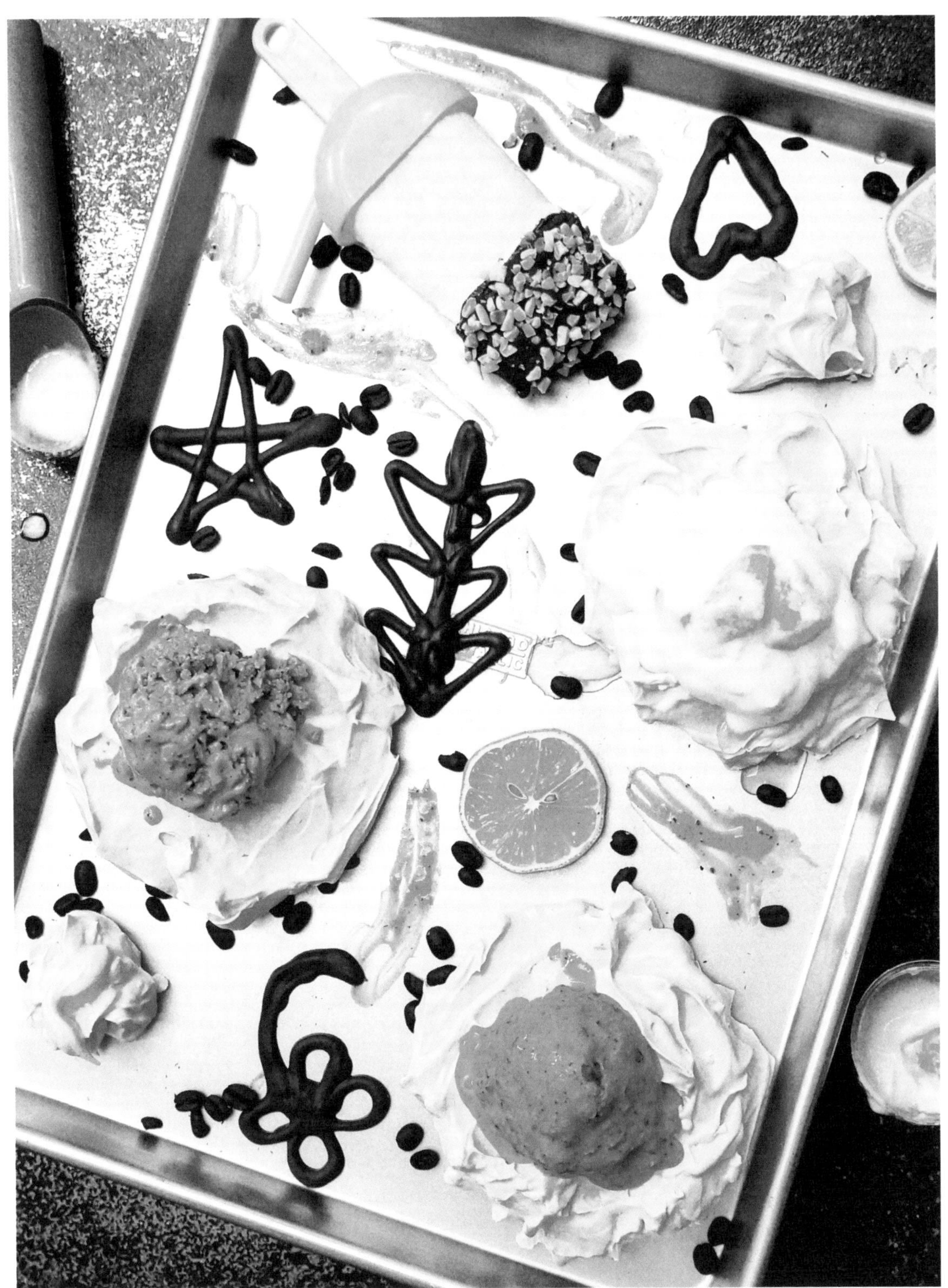

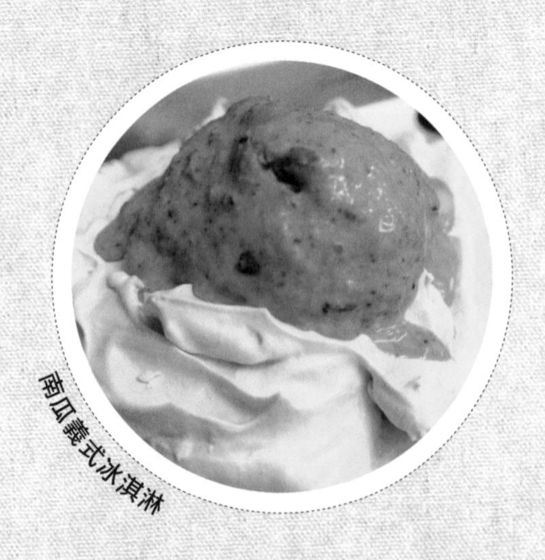
南瓜義式冰淇淋

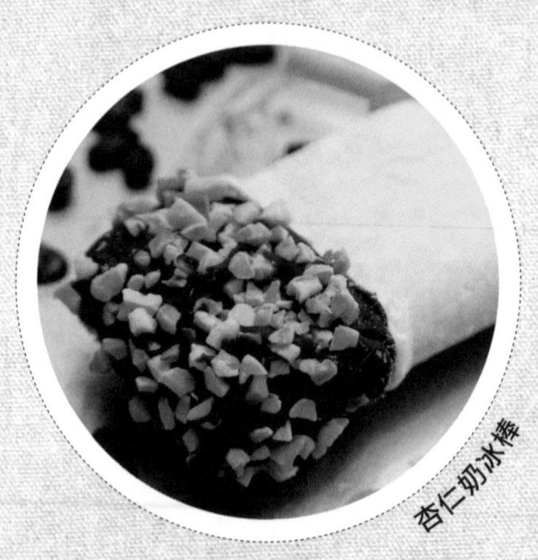
杏仁奶冰棒

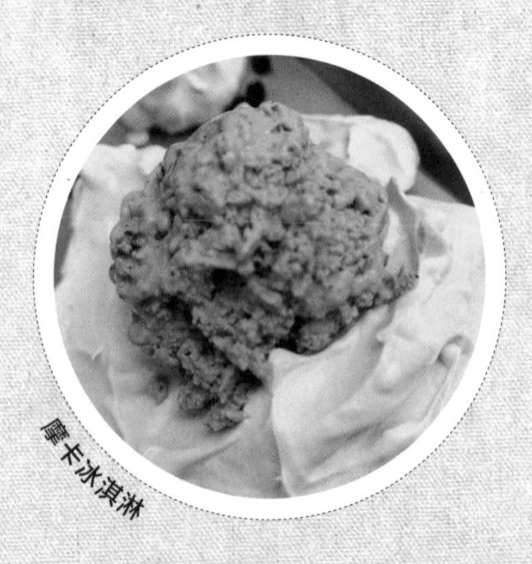
摩卡冰淇淋

南瓜義式冰淇淋

南瓜泥…………1/3 杯
牛奶………………1 杯
生奶油…………1/3 杯
羅漢果代糖（顆粒狀）
……………………1/4 杯

工具

冰淇淋機

❶ 將南瓜泥（請參考P182頁）和牛奶倒入鍋內，以小火加熱，攪拌均勻。

❷ 生奶油和羅漢果代糖倒入作法①中，轉至中火一直攪拌直至沸騰（注意不要溢出鍋外）。

❸ 達到沸點前熄火，裝入玻璃容器中，熱氣散發掉後，包好保鮮膜放入冰箱3個小時以上。

❹ 啟動冰淇淋機製作冰淇淋。

杏仁奶冰棒

杏仁奶……………1 杯
洋菜粉…………1 茶匙
液態羅漢果代糖
……………………1/4 杯
黑巧克力………1/2 個
液態甜菊糖‥‥3 ～ 4 滴
烤好的杏仁碎塊…1茶匙

工具

冰淇淋模

❶ 杏仁奶（請參考P204）與洋菜粉混合均勻後，倒入鍋中攪拌直至沸騰。

❷ 沸騰後轉至小火煮5分鐘後熄火，再倒入液態羅漢果代糖攪拌均勻。

❸ 將作法②倒入冰淇淋模中，冷凍2個小時以上使其凝固。

❹ 將裝有黑巧克力的不銹鋼盆，放在熱水上利用熱度使巧克力融化。

❺ 融化後的黑巧克力倒入有深度的杯中，將作法③從冷凍庫中取出，依據個人喜好將冰棒放入杯中裹上巧克力。

❻ 巧克力上撒上杏仁碎片後，可以馬上食用，也可以包裝後保存起來。

摩卡冰淇淋

椰奶‥‥470 ～ 480 毫升
洋菜粉…………1 茶匙
蛋黃………………3 個
摩卡咖啡………2 茶匙
液態羅漢果代糖
……………………1/2 杯

工具

攪拌器、冰淇淋機

❶ 將洋菜粉混合在椰奶中後，再放入蛋黃、摩卡咖啡和液態羅漢果代糖，混合攪拌均勻。

❷ 一邊攪拌一邊煮，當出現沸騰的小氣泡時熄火（注意不要溢出鍋外）。

❸ 裝入玻璃材質的容器後，待熱氣散發掉，用保鮮膜包好，放入冰箱冷藏2個小時以上。

❹ 從冰箱取出後，利用冰淇淋機製作成冰淇淋。

2090

12. 巧克力半熟蛋糕

說到巧克力甜點，多半會讓人聯想到熱巧克力、布丁、馬卡龍和布朗尼等。對我們來說，或許會對半熟蛋糕形態的甜點感到生疏。僅需砂糖、奶油和牛奶這些基本的食材就可以做出的軟蛋糕，不但味道濃郁而且口感柔軟。乍看之下和布朗尼有些相似，但不同的是它沒有使用麵粉。

椰香奶油⋯⋯⋯⋯⋯1 杯
可可粉⋯⋯⋯⋯⋯1/4 杯
液態羅漢果代糖⋯⋯⋯⋯⋯⋯⋯⋯⋯2 茶匙
香草精⋯⋯⋯⋯⋯1 茶匙
椰肉絲、烤熟的開心果等堅果類⋯⋯⋯⋯⋯1/2 杯

工具

烤箱紙、矽膠刮刀

❶ 椰香奶油利用微波爐加熱，使其變柔軟。
❷ 在作法①中加入可可粉、液態羅漢果代糖和香草精混合攪拌均勻後，再加入椰肉絲和烤好的開心果再次攪拌均勻。
❸ 在大容量的塑料材質或玻璃材質的容器底部，舖好烤箱紙後，倒入作法②，用手或矽膠刮刀按平整。
❹ 放入冰箱2～3個小時以上使其凝固後取出，切成方便食用的大小，即可食用。

TIP

- ⊙ 半熟蛋糕就是麵粉用量較少，所以外皮是凝固的，但是裡面沒有凝固。
- ⊙ 100% 黑巧克力可以在國外網站購買到，一定要留意購買 100% 的黑巧克力。
- ⊙ 可以用甜菊糖取代羅漢果代糖。
- ⊙ 椰肉絲、椰香奶油和開心果等可以透過網路購買。
- ⊙ 品嚐巧克力甜點時，配上薄荷葉（新鮮的香草）別有一番風味。

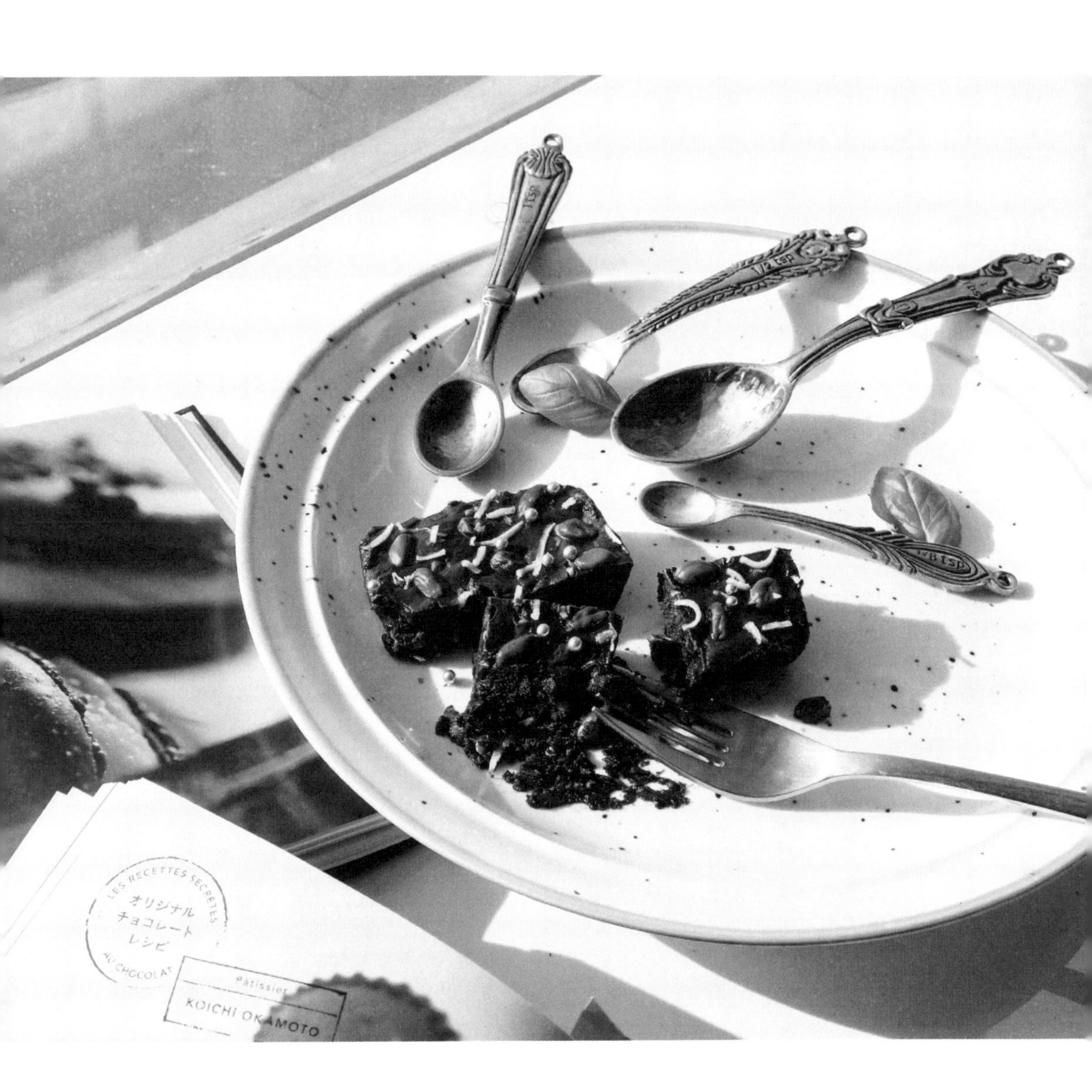
1tsp
1/2 tsp
1/8 tsp
LES RECETTES SECRETES
オリジナル
チョコレート
レシピ
AU CHOCOLAT
Pâtissier
KOICHI OKAMOTO

2090

13. 湯匙巧克力

市售的廉價巧克力，包含了植物性油脂、精製糖以及各種硬化劑等，對我們身體有害的材料。高級的手作巧克力也存在含有咖啡因和白砂糖等的問題。所以還是購買烘培用的 100% 黑巧克力，親自動手做出對身體無害又好吃的巧克力。

黑巧克力
……1 個（約 100 公克）
液態羅漢果代糖
……………………適量
烤熟的堅果類、椰肉絲
……………………適量

工具

不銹鋼盆、擠花袋（或者是夾鍊袋）、湯匙、棉棒

❶ 將裝有黑巧克力的不銹鋼盆隔水加熱，利用熱度一邊攪拌一邊融化巧克力。

❷ 依據個人喜好放入適量的液態羅漢果代糖。

❸ 將融化好的巧克力裝入擠花袋或夾鍊袋中，剪掉一角，將巧克力擠在湯匙上，注意不要溢出湯匙，並利用棉棒等擦乾淨湯匙的邊緣。

❹ 作法③放在室溫下30分鐘左右，表面會稍微凝固。將烤好的堅果類或者椰肉絲等擺在上面，再擺放到烘培盤上，放置在沒有陽光陰暗的角落一天左右，再裝入密封容器放入冰箱凝固保存。

TIP

⊙ 巧克力對水分很敏感，所以在融化巧克力時，不適用剛剛煮沸的水，避免過多的水蒸氣接觸到巧克力。
⊙ 除了羅漢果代糖和甜菊糖外，也可以嘗試選用咖哩粉等，創造出獨具個性的味道。
⊙ 也可以選用白巧克力、牛奶巧克力和烘培用的裝飾糖粒來點綴裝飾。
⊙ 使用 100% 可可粉、椰子油和椰香奶油做出的巧克力，因為沒有添加大豆卵磷脂等乳化劑，所以口感會很硬。
⊙ 也可以將巧克力和生奶油加牛奶等製成甘納許（黑巧克力與鮮奶油混和後的樣子）來品嚐，但此時的飽和脂肪量會增加，會有消化不良的缺點。

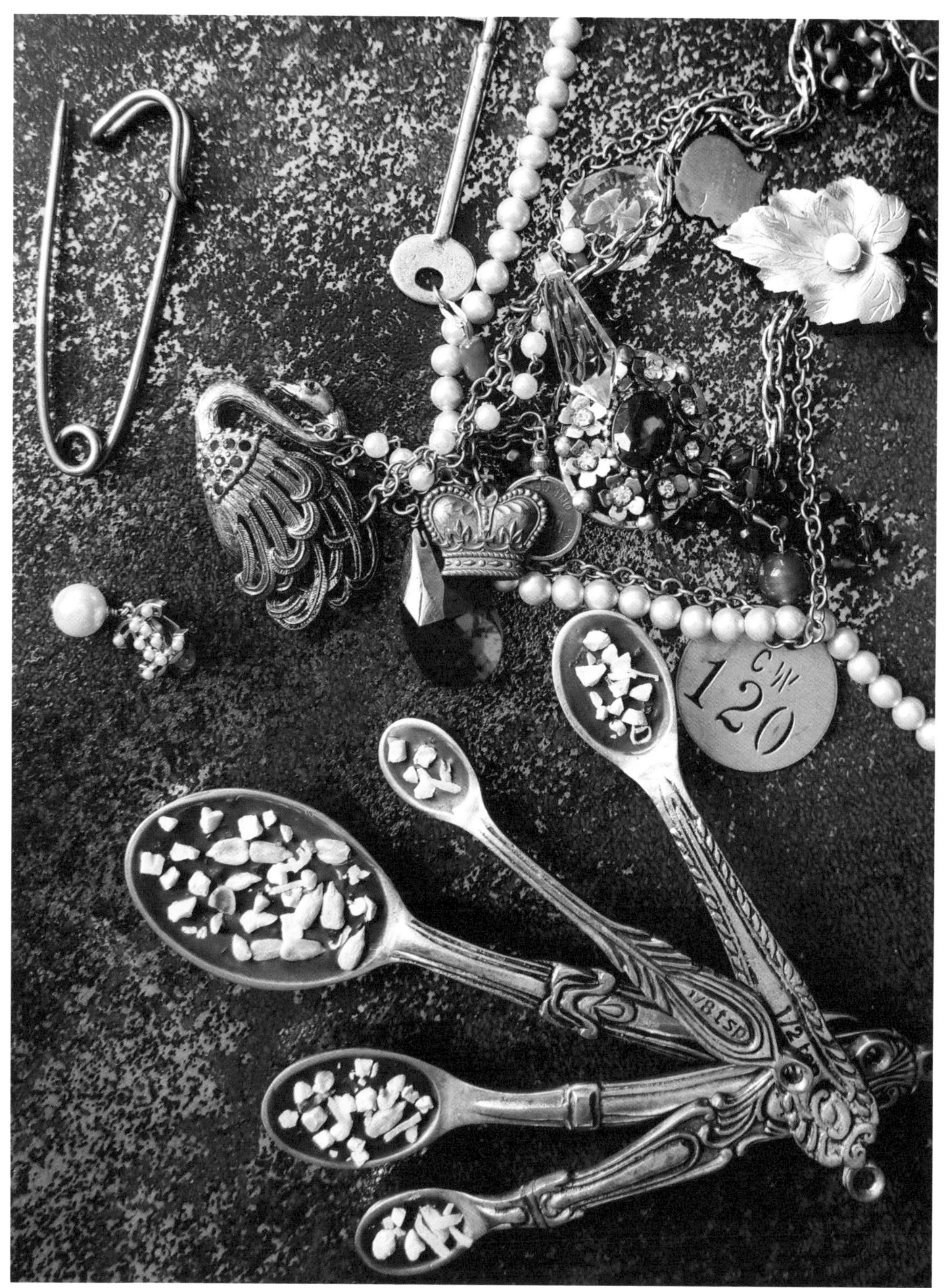
120
1/8 tsp

2090

14. 凡爾賽玫瑰蛋糕

最近日本的食品企業，開始研發即使是用了相同的食材，也要讓食物的口感更加柔軟，或是追求看起來與一般食物完全無法區分的銀髮族養護食品。從我開始下廚烘培以來，除了把重點放在營養和食材的選擇以外，也很努力追求做出外觀漂亮的食物。接下來要介紹的食譜是我個人最喜歡的，參考了美國美食部落格的食譜研發出來的蛋糕，回想起過去非常喜歡的漫畫《凡爾賽的玫瑰》，所以選用了玫瑰來裝飾。

製作可可粉蛋糕

杏仁粉……………6 杯
可可粉……1 ＋ 1/2 杯
明膠粉…………1 大匙
蘇打粉…………1 大匙
鹽………………1 茶匙
雞蛋………………6 顆
液態羅漢果代糖
……………………3 杯
香草精…………3 大匙
椰子油…………適量

工具

直徑 25 公分的蛋糕模、直徑 22cm 的蛋糕模，料理用刷子

1. 烤箱以160℃預熱。
2. 利用料理用的刷子，在直徑25cm的蛋糕模裡塗好適量的椰子油。
3. 將杏仁粉、可可粉、明膠粉、蘇打粉和鹽，放入大型的攪拌盆內，混合攪拌均勻。
4. 再將雞蛋、液態羅漢果代糖和香草精，放入小型的攪拌盆內，混合攪拌均勻。
5. 將作法④倒入作法③中，攪拌均勻後倒入蛋糕模裡，放入烤箱烤40～42分鐘左右。
6. 從烤箱取出後，放置1小時以上待涼後，分離蛋糕與蛋糕模。以相同的方法做出直徑22cm的蛋糕。製作一般尺寸的蛋糕時，以1/3左右的分量來做就可以了。

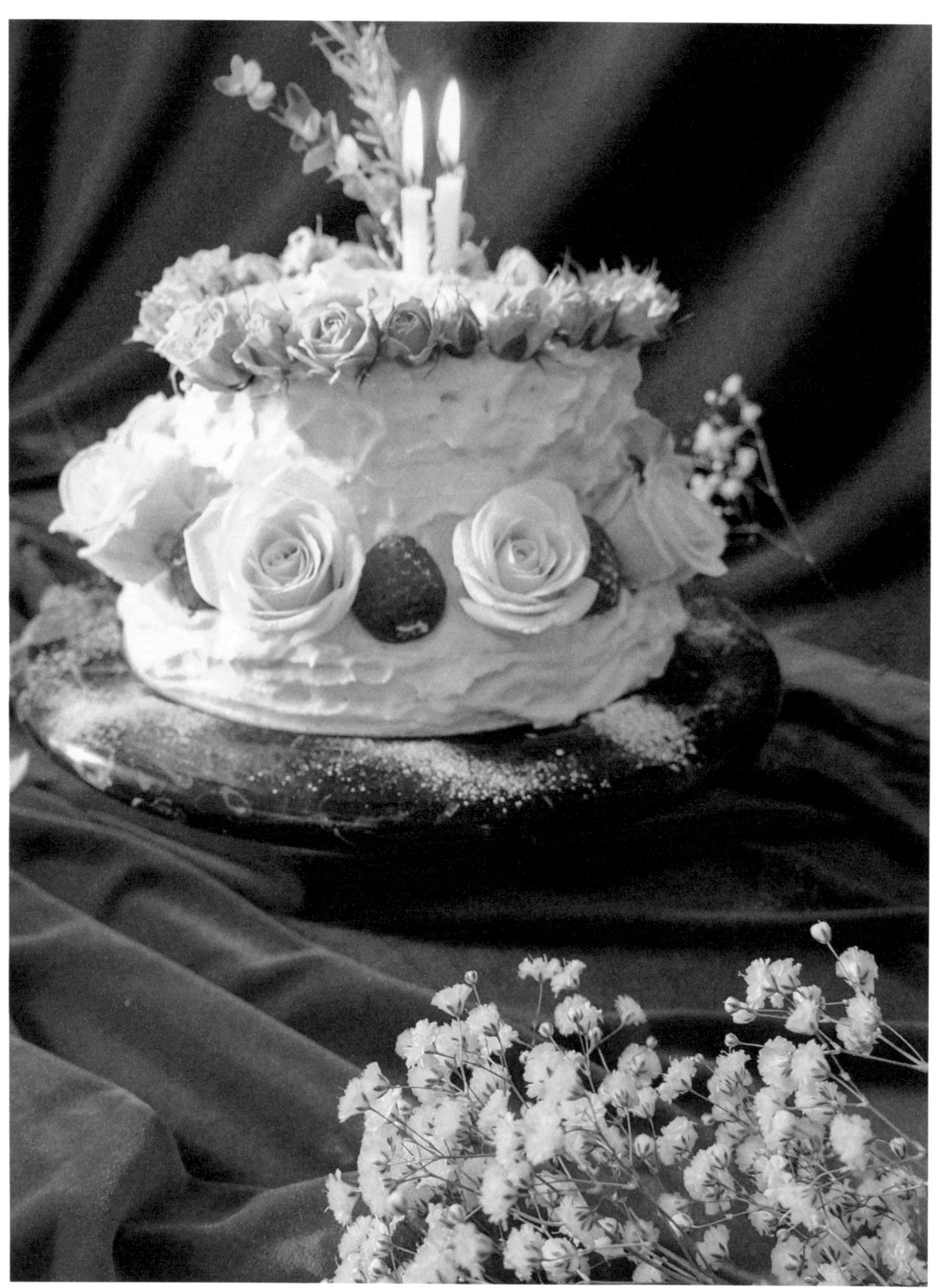

製作奶油起司糖霜（4 杯的量）

生奶油⋯⋯⋯⋯⋯1/2 杯

奶油起司‥2 塊（400g）

液態羅漢果代糖

⋯⋯⋯⋯⋯⋯⋯⋯1/2 杯

工具

手持式攪拌機

❶ 在小型的攪拌盆中利用手持式攪拌機，將生奶油打成奶油形態後備用。

❷ 將常溫下的奶油起司、液態羅漢果代糖，利用手持式攪拌機混合均勻。

❸ 將作法②倒入作法①中，輕輕地攪拌。

❹ 裝入玻璃材質的密封容器內，放入冰箱保存（2～3日內使用）。

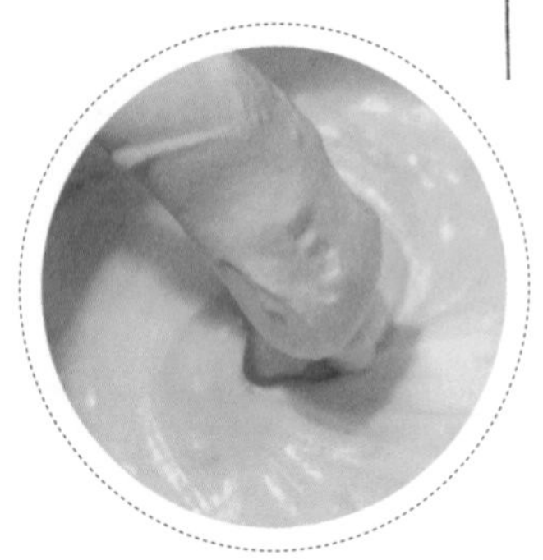

TIP

⊙ 建議用羅漢果代糖或木糖醇取代具有苦澀味道的甜菊糖。如果想做出外表看起來有著漂亮紋路的顆粒，可以在攪拌時加入糖粉。

製作草莓奶油起司醬（3 杯的量）

新鮮的草莓⋯⋯⋯10 顆

奶油起司⋯⋯⋯⋯⋯1 杯

香草精⋯⋯⋯⋯⋯⋯1tsp

無鹽奶油⋯⋯⋯⋯1/2 杯

（常溫放軟使用）

甜菊糖粉⋯⋯⋯⋯1/2 杯

工具

手持式攪拌機

❶ 草莓洗乾淨後去除根莖，切成小塊，用紙巾擦乾水分。

❷ 利用手持式攪拌機以中速把奶油起司和香草精攪拌成奶油形態後，加入無鹽奶油再次攪拌均勻。

❸ 用慢速攪拌的速度，分兩次加入甜菊糖粉後繼續攪拌。

❹ 完成後放入切碎的草莓輕輕攪拌。

❺ 裝入玻璃材質的密封容器中冷藏保存（3日以內食用）。

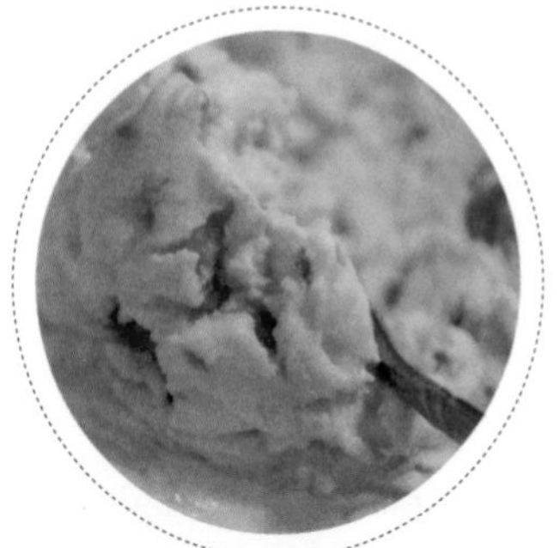

TIP

⊙ 水果也可以使用葡萄柚，簡單的以迷迭香或檸檬皮丁裝飾，是一道美味可口的蛋糕。

完成凡爾賽玫瑰蛋糕

可可粉蛋糕

直徑 25 公分、22 公分……………………各一個

奶油起司糖霜………4 杯

草莓奶油起司醬……3 杯

新鮮的草莓………10 顆

迷迭香………………2 枝

糖粉…………………適量

工具

蛋糕刀、烤箱紙、衛生手套、矽膠刮刀

❶ 完成的25公分可可粉蛋糕放置在烘培盤上，用蛋糕刀横切成兩份（不完全切開也沒有關係）。將直徑22公分的蛋糕也切成兩份。

❷ 利用矽膠刮刀在蛋糕的層與層之間，塗抹好草莓奶油起司醬。

❸ 直徑22cm的蛋糕也同作法②一樣，塗抹好草莓奶油起司醬。

❹ 盤子上舖墊好以直徑25cm圓型剪好的烤箱紙後，依次從大到小將蛋糕擺放上去。

❺ 利用矽膠刮刀將奶油起司糖霜塗滿整個蛋糕，做出蛋糕的外型。

❻ 蛋糕底層的周邊用草莓裝飾，也可以使用迷迭香。

❼ 草莓上撒上少許的糖粉呈現出立體感（蓋上玻璃蓋子放入冰箱保存，最長可以保存1個星期）。

❽ 可以用玫瑰花和蠟燭等來裝飾。

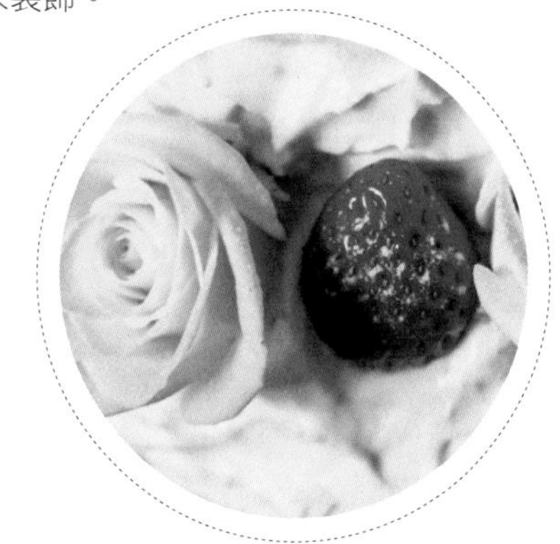

TIP

- ⊙ 製作糖霜和醬時，也可以用羅漢果代糖或木糖醇取代甜菊糖。
- ⊙ 又軟又容易融化的糖霜和醬塗抹在蛋糕上時，最好帶上衛生手套操作。
- ⊙ 製作出大量的糖霜和醬，使用後剩餘的可以裝入密封容器保存，也可以搭配其他的甜點一起食用。
- ⊙ 糖粉是用白砂糖和澱粉混合的乾燥食材，因此只適用於裝飾。

2090

16. 鮮花杯子蛋糕

食用花不但可以泡茶飲用，還可以作為甜點的裝飾和增加風味的食材。放置冰箱保存，最長可以放置 2 個星期左右。如果是對鮮花過敏的人，建議不要使用。

杏仁粉……………3 杯
鹽………………1/4 茶匙
蘇打粉…………1/2 茶匙
椰子油……………1/4 杯
羅漢果代糖………1/2 杯
雞蛋…………………2 顆
香草精……………1 大匙
檸檬汁…………1/2 茶匙
檸檬皮丁…………1TSP
奶油起司糖霜………2 杯
食用鮮花…………10 朵
（大小和種類隨意）
百里香或羅勒等香草
……………………適量
罌粟籽
（楊貴妃籽）……適量

工具

杯子蛋糕模、擠花袋、烘培用星形擠花嘴

1. 烤箱以160℃預熱。
2. 利用刷子在杯子蛋糕模內塗抹適量椰子油。
3. 將杏仁粉、鹽和蘇打粉放入大型的攪拌盆內，混合攪拌均勻。
4. 再將椰子油、羅漢果代糖、雞蛋、香草精、檸檬汁和檸檬皮丁（請參考149頁）放入小的攪拌盆內，混合攪拌均勻。
5. 將作法④倒入作法③中，製成麵糊。
6. 烤模內填入麵糊，烤至15～18分鐘左右後取出，放置30分鐘以上待涼。
7. 安裝好管嘴的擠花袋裡，裝入奶油起司糖霜後，適量的擠在杯子蛋糕上。
8. 利用食用鮮花、香草或罌粟籽（楊貴妃籽）等食材漂亮的裝飾點綴。

TIP

⊙ 可以用小番茄、起司粉、草莓、巧克力和馬卡龍等，喜歡的食材來取代食用鮮花和香草。

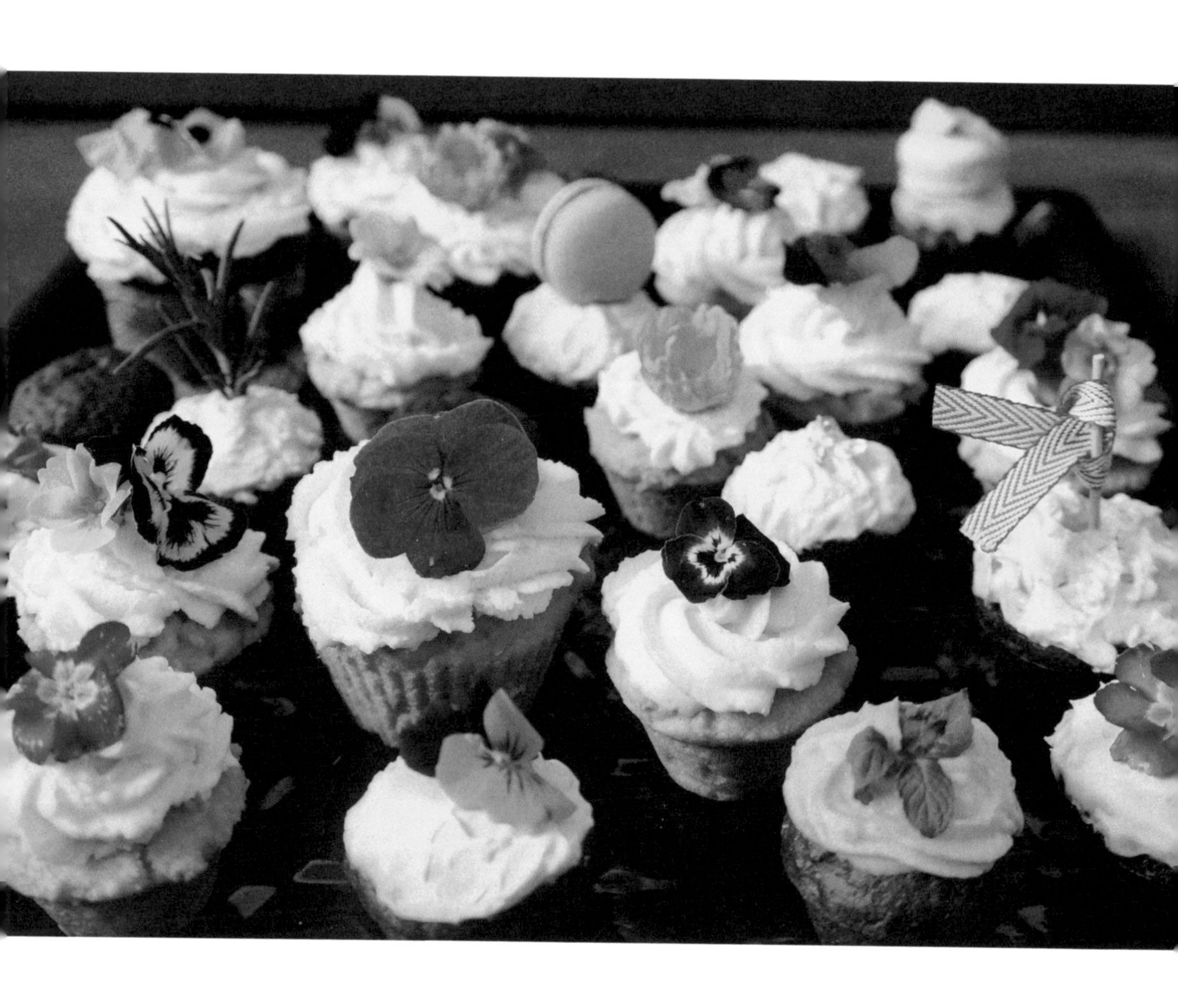

結　語

2013 年 2 月，在電視台的同事金凡道主播的介紹下，與出版社的編輯們見面，我連做夢都沒有想到這本書竟然真的能夠出版。在很多朋友的關愛與幫助下，用了一年的時間，終於以電視台導播身分寫的關於飲食療法和料理的書出版了，這簡直是光宗耀祖。說不定最為我感到開心的人，是身在紐約的米爾頓老爺爺和在天堂一直守護著我的祖母。在寫這本書的時候，我依然持續地學習著飲食療法和研究料理，所以還有很多新的內容和料理食譜想要介紹給大家。也許我這一生都會一直持續地學習下去。可以完成這本書要感謝給予我極大幫助的朋友們；從物質與精神方面都給予了我很大支持的丈夫。

像古羅馬詩人維吉爾講的「Possunt quia posse videntur（唯有相信才會成功）」這句話一樣，希望你與我，我們在未來的日子裡都能夠相信「會成功變瘦變健康」！

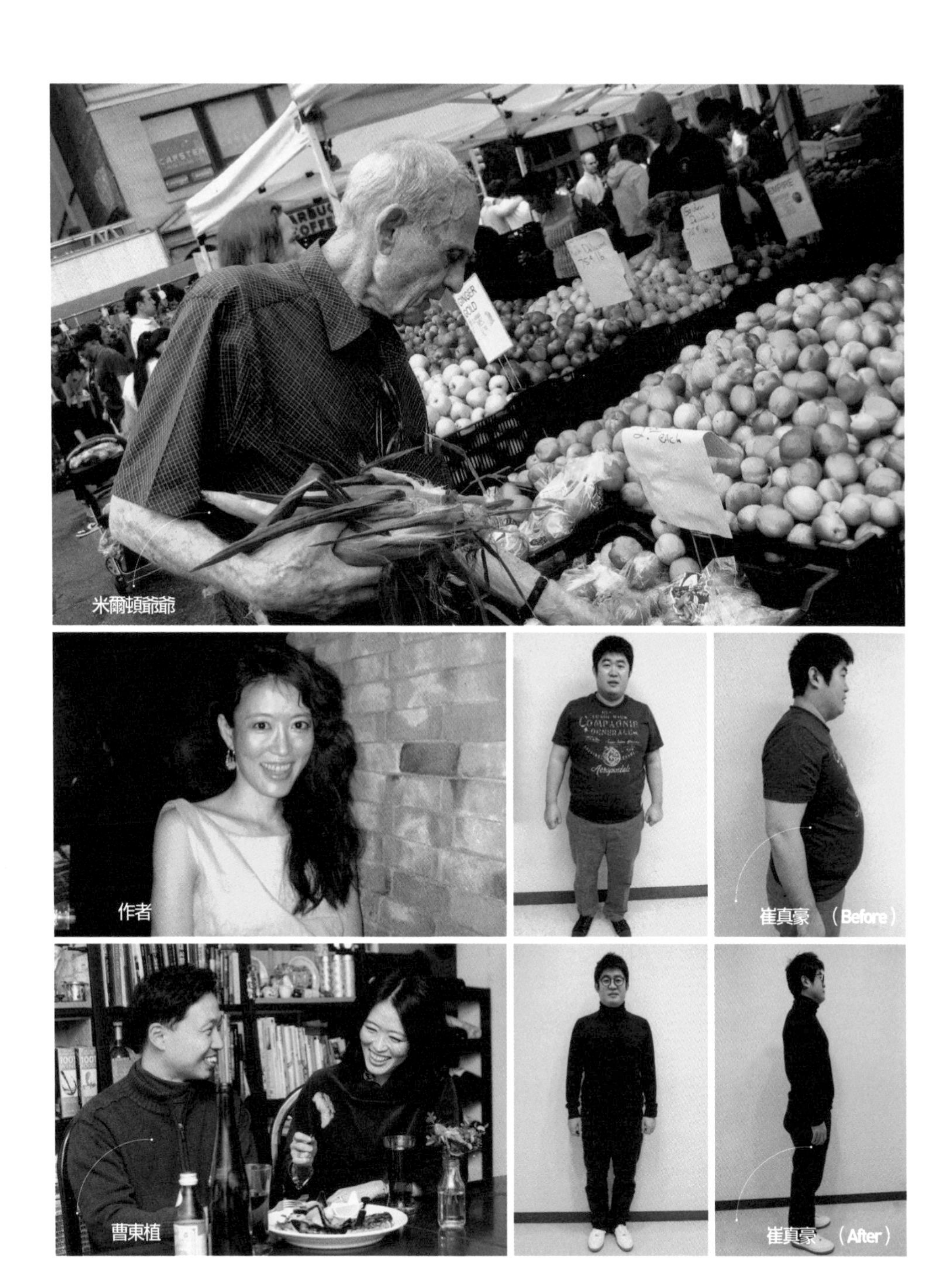

米爾頓爺爺

作者

崔真豪 （Before）

曹東植

崔真豪 （After）

杜康減肥法的第 1 階段食材表

第一階段（2～5日）	可以食用	禁止食用	特別事項
肉類 1	牛肉，豬肉等 （沒有油的所有肉類）	羊肉，加工火腿， 五花肉，肥腸等 （過於油膩）	* 使用量 / 時間 / 次數無限制 * 按時用餐 * 建議每天步行 20 分 * 禁止過度運動
肉類 2	牛肝，腰子	以外不可食用	
海鮮 1	全部種類的魚 （罐頭，乾貨，冷凍，燻製）	食用過多油，砂糖， 調味料醃漬的產品	
海鮮 2	全部魚貝類，甲殼類		
加工肉類	低脂火腿，肉乾， 燻製家禽類（去皮）	調味加工產品	
蛋類	雞蛋，鵪鶉蛋，雞蛋粉末等 （蛋黃每週不超過 4～5 個）		
植物性蛋白質	豆腐，豆子做的肉， 豆奶加工食品 （每天低於 300 公克）	含糖，調味產品	* 使用量 / 時間 / 次數無限制 * 按時用餐 * 建議每天步行 20 分 * 禁止過度運動
乳製品	脱脂牛奶，優格， 乳脂酪白乾酪，酸乳酪 （調味優格每天少於 200 公克）		
其他	大蒜，洋蔥，香草， 胡椒粉，辣椒粉，醋 糖尿病患者的人造甜味劑 （禁止大量攝取）	市售的調味果汁	
飲料	飲水 1.5 ～ 2 公升 咖啡，花草茶 （少量攝取含咖啡因飲品）		
燕麥麩	每天 1.5 湯匙		

* 肉類為減少油量攝取，請煎烤食用。豬排骨肉因為非常油膩需克制。

我的第 1 階段「進攻期」減肥食譜

日期	體重	身體變化	食譜（2 公升水是基本）
6/27	54.7	輕微的疾餓感	**早餐** 煎蛋 1 個，脱脂優格 1 個，脱脂牛奶 1 杯 **午餐** 燻製雞胸肉 1 份（300 公克），水煮蛋白 3 個 **晚餐** 煎烤牛里肌肉 1 人份
6/28	53.6	體力下降 / 便祕	**早餐** 水煮蛋 2 個（蛋黃 1 個），脱脂優格 1 個，脱脂牛奶 1 杯 **午餐** 烤青花魚 1 條，比目魚生魚片 1 人份 **晚餐** 燻製雞胸肉 1 份
6/29	53.2	體力下降 / 便祕	**早餐** 水煮蛋 2 個（蛋黃 1 個），燻製雞胸肉 1/2 份，脱脂優格 1 個，脱脂牛奶 1 杯 **午餐** 煎烤牛里肌肉 1 人份 **晚餐** 煎烤豬里肌肉 1 人份
6/30	52.6	體力下降 / 便祕	**早餐** 水煮蛋 2 個（蛋黃 1 個），鮪魚罐頭 1 個，燻製雞胸肉 1 份，脱脂優格 1 個，脱脂牛奶 1 杯 **午餐** 生魚片 1 人份，烤土魠魚 1 條 **晚餐** 煎烤牛里肌肉 1 人份
7/1	52.2	體力下降 / 便祕	**早餐** 鮪魚罐頭 1 個，燻製雞胸肉 1 份，脱脂優格 1 個，脱脂牛奶 1 杯 **午餐** 煎烤豬里肌肉 2 人份 **晚餐** 水煮蛋白 3 個，燻製雞胸肉 1 份

「斷糖排毒」過程的重點

第一階段	執行要點	注意事項
特徵	進入酮症狀態 控制糖分量在 20 公克以下	服用腎臟疾病、痛風、 降血糖藥物的人禁用
期間	4 ～ 5 天 *	平均減重 1.5 ～ 2.5 公斤
主要日程	起床後馬上去洗手間 + 量體重 （喝水前測量體重）	測量體重時穿相同的內衣
運動	平日裡步行 20 ～ 30 分左右 根據狀態選擇是否運動	感覺體力下降時不要運動
身體變化	確認身體是否瘦了	會產生便祕和體力下降
注意事項	千萬不要勉強運動 不要吃會過敏的食物 皮膚出現斑點要馬上看醫生 不吃營養補品	不減少食量 若感到體力下降應馬上休息

* 如果是對咖啡因和乳糖敏感體質，最好控制在 2 天以內。

杜康減肥法的第 2 階段「交替期」建議食材

第二階段（達成目標）	可吃食物	禁止事項	注意事項
食物	基礎蛋白質食物	與第一階段相同	攝取的量，時間，次數與第一階段相同 飲用 2 公升的水也與第一階段相同
蔬菜	所有蔬菜	馬鈴薯，甜菜，番薯（含有糖分 / 澱粉）	紅蘿蔔如果不是每餐都吃的話，可以少量食用
燕麥麩	2 湯匙 / 每天		
期間	直到達成目標體重 （根據目標體重，體質，胰島素阻抗度，年齡，性別，因人而異）		
運動	建議每天步行 30 分		
週期	蛋白質：蛋白質 + 蔬菜 =1 日：1 日 /2 日：2 日 /5 日：5 日等 推薦最具有持續性的是 1 日：1 日週期		
目標體重計算法	登入杜康官網 www.dukandiet.co.uk 可以看到自動計算法		

* 月經期間的女性，會因體內水分積累的原因，體重暫時處在瓶頸期。

第 2 階段「無糖飲食」的重點

第二階段	執行要點	注意事項
特徵	糖分限制在 1 日 20 公克 供給維生素和礦物質等營養素	糖度高的蔬菜 盡量克制
目標體重	（BMI 正常範圍最低體重）～ （BMI 正常範圍最高體重減 5 公斤）	BMI= 體重（公斤）÷ 身高（㎡）
期間	達到目標體重	蛋白質：蛋白質 + 蔬菜 = 隔日進行
運動	步行、慢跑等簡單的有氧運動 簡單的肌肉運動（瑜伽、重量訓練）	依個人體力範圍內 不做過於勉強的運動
身體變化	持續變瘦（可能遇到停滯期）	注意產生便祕
注意事項	不過於減少吃的分量和卡路里	注意產生皮膚炎症等

我的第 2 階段「交替期」減肥食譜

日期	體重	身體變化	食譜（2 升水是基本）	運動
7/2	52.2	疲勞感消失 少眠 宿便（便祕）	**早餐** 燻製雞胸肉 1/2 份（150 公克），脱脂優格 1 個，脱脂牛奶 1 杯 **午餐** 燕麥麩粥，生魚片 1 人份，蔬菜包，小番茄 10 顆 **晚餐** 韓式青菜炒牛肉 1 人份	強度
7/8	51.1	-	**早餐** 煎蛋 1 個，烤青花魚 1 條，脱脂優格 1 個燕麥麩粉，脱脂牛奶 1 杯 **午餐** 素菜自助，雞胸肉（沒有調味） **晚餐** 比目魚生魚片 1 人份	強度
7/15	50.0	-	**早餐** 水煮蛋 2 個（蛋黃 1 個），鮪魚罐頭 1 個脱脂優格 1 個，燕麥麩，脱脂牛奶 1 杯 **午餐** 鮭魚生魚片 1 人份 **晚餐** 煎烤牛里肌肉 1 人份	強度
7/22	47.8	-	**早餐** 水煮蛋 2 個（蛋黃 1 個），鮪魚罐頭 1 個，燻製雞胸肉 1 份，脱脂優格 1 個，脱脂牛奶 1 杯 **午餐** 生魚片 1 人份，蔬菜 1 份 **晚餐** 煎烤豬里肌肉 1 人份	強度
8/2	46.2	-	**早餐** 鮪魚罐頭 1 個，燕麥麩粥，脱脂優格 1 個，脱脂牛奶 1 杯 **午餐** 煎烤牛里肌肉 1 人份 **晚餐** 水煮蛋蛋白 3 個，燻製雞胸肉 1 份	強度
8/7	45.0	-	**早餐** 煎烤鮭魚，脱脂優格 1 個，燕麥麩粉，脱脂牛奶 1 杯 **午餐** 煎烤牛里肌肉 1 人份，生菜 1 份 **晚餐** 蔬菜牛肉烤串，小番茄 10 個	強度

杜康減肥法第 3 階段建議食譜

第三階段	3-1階段	3-2階段
食物	1、2 階段可以吃的食物 + 羊肉、火腿	與 3-1 階段一樣
添加食物	水果 1 人份 / 日（蘋果、草莓、甜瓜、奇異果等） （香蕉、葡萄、櫻桃、柳橙、水果乾、堅果類除外）	一樣
	100% 全麥麵包 2 塊 / 日	一樣
	起司 40 公克（20 公克 X2 片）/ 日 （藍起司、布利起司、卡芒貝爾起司除外）	一樣
澱粉食物	1 次 / 週（約 225 公克） （義大利麵 / 古斯米、藜麥 / 大豆 / 米、馬鈴薯等）	2 次 / 週
杜康晚餐日	1 次 / 週 （選擇想吃的食物 / 套餐料理的話，每道菜只可以選擇一小盤 / 紅酒可以允許一杯）	2 次 / 週 （劃分星期）
蛋白質日	1 次 / 週	一樣
燕麥麩	2 湯匙 / 日	一樣
理想體重設定	結束後可以維持的現實體重設定 自己感覺身體的舒適狀態	一樣
運動	可以從 30 分減少到 25 分	一樣

*3-1 階段，每週四訂為「蛋白質日」，到了 3-2 階段星期二、五可以吃澱粉食物，星期三、六定為晚餐日。

第 3 階段「無糖 2090」的重點

第三階段	執行要點	注意事項
特徵	糖分：限制碳水化合物量	糖分：碳水化合物 =20：120，20：150，20：180 選擇
目標體重	維持第 2 階段的目標體重	若體重上升，回到第 1、2 階段的食譜
期間	一輩子	自由判斷 / 自己承擔結果
運動	有氧運動 3 ～ 4 次 / 星期 肌肉運動 2 ～ 3 次 / 星期	根據體力選擇運動項目
注意事項	不要過於控制食量和卡路里 可以攝取基本營養劑、自己料理	持續調節心理 全面改善生活方式

第 3 階段「無糖 2090」食物表

允許食品	允許程度	禁止食品	禁止程度
肉類、家禽類	○	所有穀物（包括玉米）	○
海鮮類、海草類	○	澱粉性蔬菜、熱帶水果	○
蔬菜	○	市面銷售的加糖飲料（罐裝咖啡、碳酸飲料）	○
香料、天然醬汁	○	豆類（包括豆芽菜）	○
天然甜味劑（甜菊糖、羅漢果代糖、木糖醇）	○	精緻及人工甜味劑（砂糖、阿斯巴甜）	○
油脂類（奶油、橄欖油）	○	禁止食材使用調味劑，市面銷售的醬	○
蛋類	○	市面銷售的甜品（禁止食材使用項目）	○
水、香草茶	○	市面銷售的巧克力（部分使用 100% 可可產品可以）	○
乳製品	△	鹽	○
堅果類	△	快速食品	○
水果	△	水果果汁	○
罐頭	△	豆油、菜籽油、芝麻油、玉米油、食用油、葡萄籽油、花生油、起酥油、冰淇淋、葵花籽油等	○
酒類（燒酒、威士忌、白蘭地、通寧水）	△	酒類（啤酒、葡萄酒、米酒、清酒、雞尾酒）	○
發酵豆類（納豆、清麴醬粉末）	△	蔬菜汁	△
咖啡因飲料（咖啡、紅茶）	△	高糖分蔬菜（暖色系）	△

* 以上表格為允許 / 禁止的食物（一般自由飲食除外）。
* ○ = 非常高 / △ = 普通，根據種類會有不同。

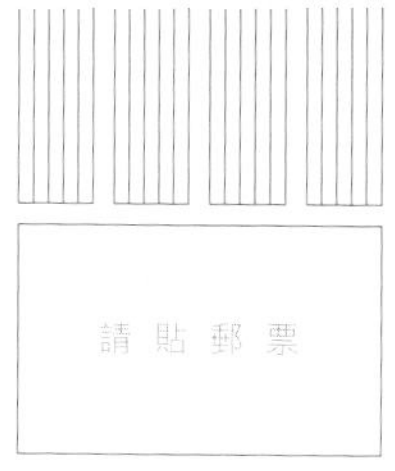

請貼郵票

橙實文化有限公司
CHENG -SHI Publishing Co., Ltd

33743 桃園市大園區領航北路四段 382-5 號 2 樓
讀者服務專線：(03) 381-1618

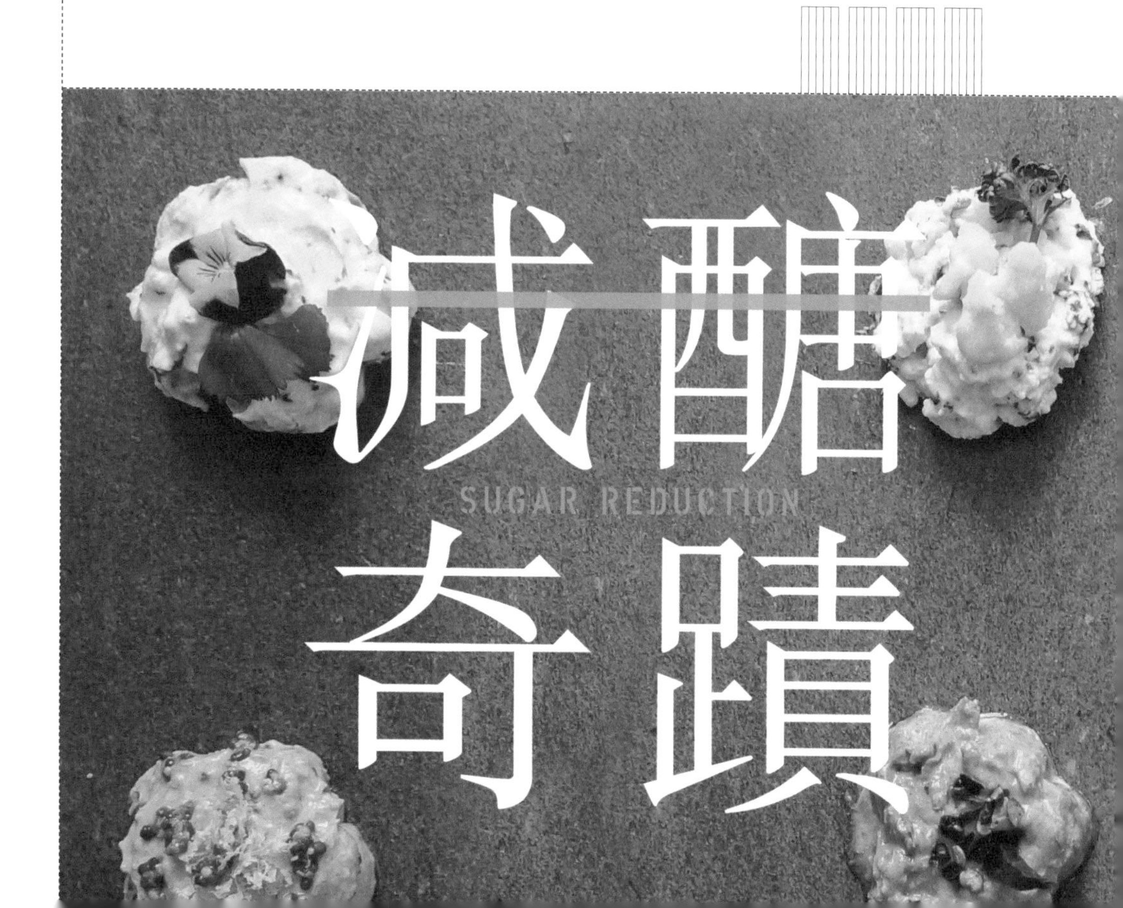

Orange Health 系列 讀者回函

書系：Orange Health 03

書名：減醣奇蹟 -- 真人實證 1 天吃 20 克醣，4 週瘦 12 公斤

讀者資料（讀者資料僅供出版社建檔及寄送書訊使用）

- 姓名：____________________
- 性別：☐男　☐女
- 出生：民國 ________ 年 ________ 月 ________ 日
- 學歷：☐大學以上　☐大學　☐專科　☐高中（職）　☐國中　☐國小
- 電話：____________________
- 地址：____________________
- E-mail：____________________
- 您購買本書的方式：☐博客來　☐金石堂（含金石堂網路書店）☐誠品
  ☐其他 ____________________（請填寫書店名稱）
- 您對本書有哪些建議？____________________
- 您希望看到哪些部落客或名人出書？____________________
- 您希望看到哪些題材的書籍？____________________
- 為保障個資法，您的電子信箱是否願意收到橙實文化出版資訊及抽獎資訊？
  ☐願意　☐不願意

買書抽好禮

1. 活動日期：即日起至2017年11月25日
2. 中獎公布：2017年11月30日於橙實文化 FB 粉絲團公告中獎名單，請中獎人主動私訊收件資料，若資料有誤則視同放棄。
3. 抽獎資格：購買本書並填妥讀者回函，郵寄到公司；或拍照 MAIL 到信箱。並於 FB 粉絲團按讚及參加粉絲團好禮相關活動。
4. 注意事項：中獎者必須自付運費，詳細抽獎注意事項公布於橙實文化 FB 粉絲團，橙實文化保留更動此次活動內容的權限。

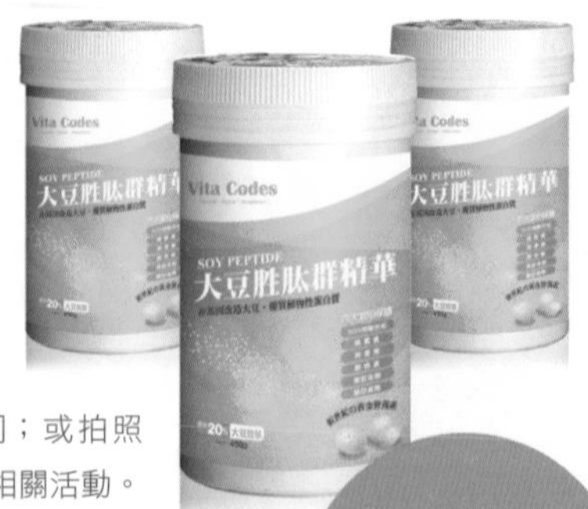

大豆胜肽群精華
450g 罐裝
市價2,200元
限量10份

橙實文化 FB 粉絲團
https://www.facebook.com/OrangeStylish/